潘茂名中医药文化丛书

岭南佳药

化橘红

·主编 梁远进 吴孟华 王艳慧·

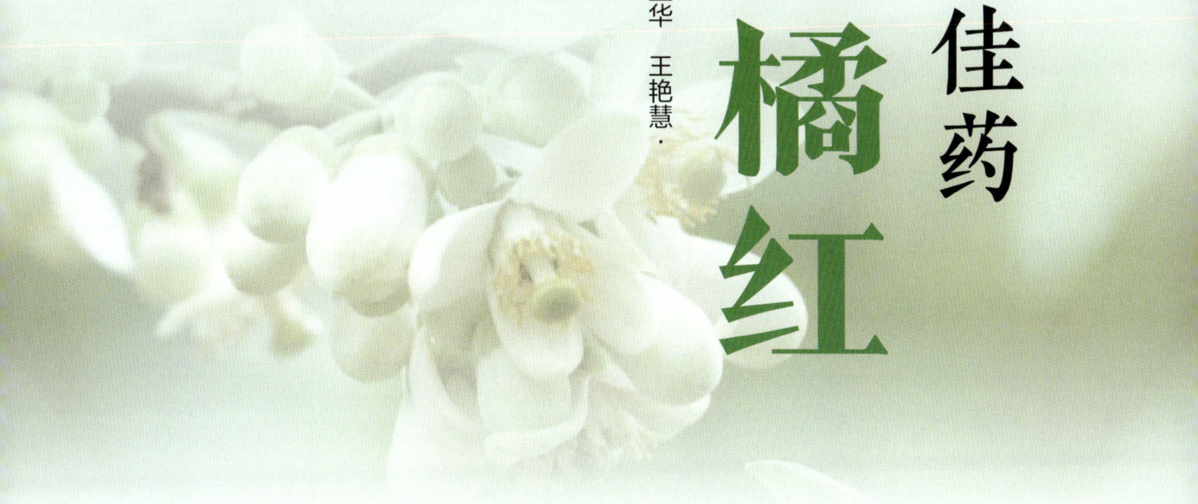

SPM 南方传媒
广东科技出版社
全国优秀出版社
·广州·

图书在版编目（CIP）数据

岭南佳药化橘红 / 梁远进，吴孟华，王艳慧主编. 广州 ：广东科技出版社，2025. 6. -- (潘茂名中医药文化丛书). -- ISBN 978-7-5359-8409-8

Ⅰ. R282.71

中国国家版本馆 CIP 数据核字第 2024952PG1 号

岭南佳药化橘红
Lingnan Jiayao Huajuhong

出 版 人：严奉强
责任编辑：黎青青　李新龙　贾亦非
装帧设计：友间文化
责任校对：韦　玮
责任印制：彭海波　林记松
出版发行：广东科技出版社
（广州市环市东路水荫路11号　邮政编码：510075）
销售热线：020-37607413
https://www.gdstp.com.cn
E-mail：gdkjbw@nfcb.com.cn
经　　销：广东新华发行集团股份有限公司
印　　刷：广州一龙印刷有限公司
（广州市增城区荔新九路43号1幢自编101房　邮政编码：511340）
规　　格：787 mm × 1 092 mm　1/16　印张13　字数260千
版　　次：2025年6月第1版
2025年6月第1次印刷
定　　价：88.00元

编委会

主　编：梁远进　吴孟华　王艳慧

副主编：麦周斌　钟楚楚　李晓晶

编　委（按姓氏笔画排序）：

江东敏　许光皓　贡保草　李心潼　吴舒楹

陈静义　林丹琳　林建清　易　涛　秦群英

黄洁文　黄绮韵　曹长鸿　梁　锋　谢思奇

赖柏宏　裴静柔

前言

PREFACE

茂名市位于南海之滨，南药资源丰富，气候条件得天独厚，道地药材化橘红更是茂名南药的代表。化橘红始种于梁朝，至今已有约1 500年的历史，经过历朝历代的发展，于明朝永乐年间被定为朝廷贡品。化橘红药效独特，为“十大广药”之一，并于2016年位列广东岭南中药材第一批立法保护品种之首。化橘红味辛且苦，性温，主要的功效为理气宽中，燥湿化痰。早在清代乾隆年间，赵学敏的《本草纲目拾遗》就对化橘红的外形、制备、相关食用方法和功效进行了较为详细的描述。作为传统中医药的重要组成部分，化橘红以其独特的药理作用和广泛的临床应用，备受广大群众和医者的青睐，在清代《化州志》中就记载有“治痰症如神，每片真者可值一金”，表明了化橘红在历史上的重要地位和药用价值。2024年，化橘红被正式纳入按照传统既是食品又是中药材的物质目录，这为化橘红的发展带来新的契机。

进入新时代，中医药的研究已经引起了社会各界的关注，中医药事业被赋予新的历史使命和时代价值。化橘红作为重要的传统中药，以其深厚的文化底蕴、现代科研成果和广泛的应用展现出了充满魅力的一面。

本书的编写团队由中医学、中药学、植物学等领域的专家学者组成，他们以严谨的科学态度和丰富的实践经验，对化橘红进行了深入的研究和分析，并查证了大量的文献史料，分本草考证、生药学研究、化学成分、制剂研究、质量评价与品质研究、药效学及安全性研究、临床应用、药食养生、品牌建设九章内容进行分析和论证，系统地整理和介绍关于化橘红的历史、药用与食用价值、文化等方面的知识，以期为读者提供一本关于化橘红的全面、权威、实用的参考书籍。

本书由茂名市中医药事业发展中心梁远进、暨南大学岭南传统中药研究中心吴孟华、广州市香雪制药股份有限公司王艳慧主编。参与编写的人员还有茂名市中医药事业发展中心麦周斌、谢思奇、裴静柔、赖柏宏、梁锋、林建清，佛山市顺德区药品检验所陈静义，暨南大学钟楚楚、林丹琳、江东敏、许光皓、贡保草、曹长鸿、李心潼，香港浸会大学易涛，广州市香雪制药股份有限公司黄洁文、黄绮韵、吴舒楹、秦群英，广州市疾病预防控制中心李晓晶。本书在编写过程中，还得到了其他单位的帮助和支持，使编者得以参考大量的文献资料和相关教材，在此一并致以诚挚的感谢。

我们在编写本书的过程中，努力追求严谨认真、切合实际，但限于编者知识水平和实践经验，本书难免存在疏漏和不足之处，希望学界同人和广大读者批评指正，以期在下一步修订中予以改正完善。

编者

2024年夏

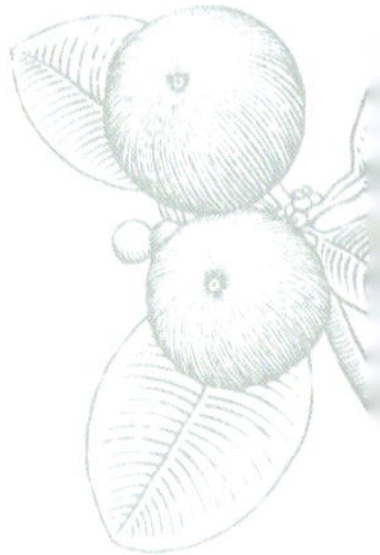

目 录

CONTENTS

第一章 | 本草考证 |

CHAPTER 1

第二章 | 生药学研究 |

CHAPTER 2

第三章 | 化学成分 |
CHAPTER 3

第四章 | 制剂研究 |
CHAPTER 4

第五章 | 质量评价与品质研究 |
CHAPTER 5

第六章 | 药效学及安全性研究 |
CHAPTER 6

第一章

CHAPTER 1

本草考证

名称考证

来源考证

产地考证

功效考证

典籍记载

地方志记载

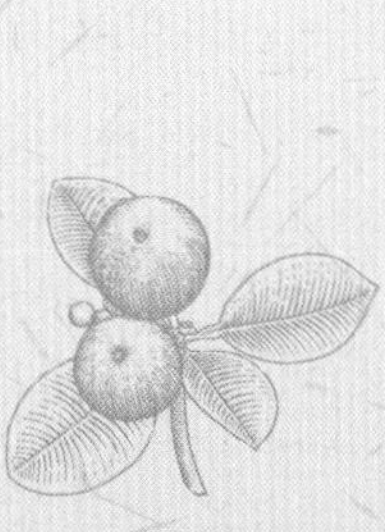

化橘红是广东化州的道地药材，为“粤八味”之首。按2020年版《中华人民共和国药典》（简称《中国药典》）记载，化橘红来源于芸香科植物化州柚*Citrus grandis* ‘Tomentosa’或柚*Citrus grandis*（L.）Osbeck的未成熟或近成熟的干燥外层果皮。前者习称“毛橘红”，外表面密布茸毛；后者习称“光七爪”“光五爪”，民间又称之为“光橘红”，外表面无毛。夏季果实未成熟时采收，置沸水中略烫后，将果皮割成5或7瓣，除去果瓤和部分中果皮，压制成形，干燥。化橘红具有理气宽中、燥湿化痰的功效，临床用于咳嗽痰多，食积伤酒，呕恶痞闷。2021年，《广东省中药材标准　化橘红胎（化橘红珠）》发布，化橘红胎为化州柚*Citrus grandis* ‘Tomentosa’的干燥幼果。春末夏初果实未成熟时采收，杀青，干燥；或杀青后压制成圆柱形，干燥；或杀青后纵切为二或四瓣，干燥；或切片，杀青，干燥。功能与主治与化橘红相同。

化橘红通常以果皮被毛密集者为佳，其应用历史悠久，相传仙人罗辨种化州仙橘于石龙之腹，明朝因其药用效果突出成为朝廷贡品。本章从化橘红的名称、来源、产地、功效、典籍及地方志记载等方面进行了系统的考证，在谢宗万先生“药材品种延续论”与“药材品种变迁论”及王孝涛先生提出的“中药采制控质论”的指导下，结合实地调研，探析了从古至今化橘红名称由来及来源品种、药用部位、采制炮制和功效等的演变与原因。

第一节 名称考证

化橘红又名化州橘红（《岭南随笔》），柚类皮橘红（柚皮橘红）（《中药材手册》《中药志》），化皮（《岭南杂记》），化州陈皮（《本草从新》），赖橘红（《常用中药处方名辨义》），毛化（《广西中药志》），化州桔红（《全国中草药汇编》），五爪橘红（《本草纲目拾遗》），大五爪、尖化红、黄七爪、绿七爪（《中药材手册》），柳叶红、光化、全毛黄七爪、全毛绿七爪、光青毛爪（《药材资料汇编》），笔架花（《中药正别名集》）。橘红的异名“形色各异”，据孔祥华等多位学者考究，其正名成因和来源与另一基原的橘红和产地有渊源，而其异名成因主要与产地、形态、加工与炮制、颜色、质地及地方方言等有关。

一、从橘红到化橘红

化橘红与橘红（来源于芸香科植物橘*Citrus reticulata* Blanco），两味中药之名仅有一字之差，两者之间的关系需从“橘红”之名说起。

宋代方勺所著的《泊宅编》是北宋时期的小说类书籍，所载多为元祐迄政和年间（1086—1118年）的朝野旧事。其卷八记载了橘红汤下气消痰的故事：“橘皮宽膈降气，消痰逐冷，有殊功。他药多贵新，惟此种贵陈……用橘皮去瓤，取红一斤，甘草、盐各四两，水五碗，慢火煮干焙，捣为末，点服。又古方，以橘红四两，炙甘草一两，为末点汤，名曰二贤散，以治痰特有验。盖痰久为害，有不可胜言者。世医虽知用半夏、南星、枳实、茯苓之属，何足以此语。”其中称为古方的二贤散以“橘红”入药，为橘皮去白瓤取红所得，可见“橘红”之名的出现应远早于1086年。关于“橘红”的本草记载，首见于宋代陈衍的《宝庆本草折衷》（1248年）（图1-1）陈皮项下：“橘皮，一名陈皮，一名黄橘皮，一名陈橘皮。去白瓤者，名橘红。”橘红的“橘”，明代李时珍《本草纲目》云：“橘从

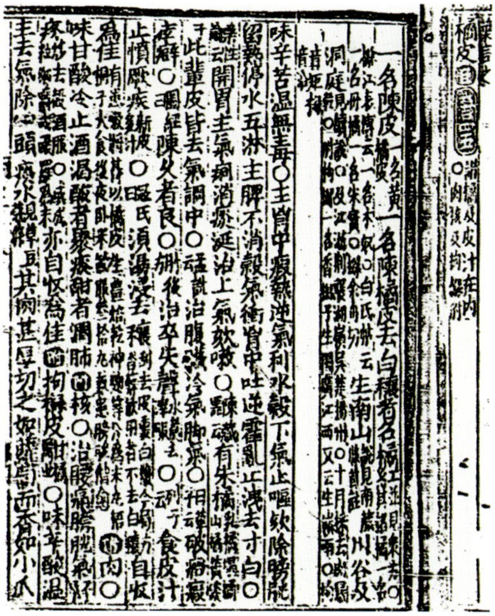

图1-1　宋代陈衍《宝庆本草折衷》关于“橘红”的本草记载

矞（音鹬），谐声也。又云，五色为庆，二色为矞。矞云外赤内黄，非烟非雾，郁郁纷纷之象。橘实外赤内黄，剖之香雾纷郁，有似乎矞云。橘之从矞，又取此意也。”《说文解字》云：“矞，以锥有所穿也。”由此可知，“橘”因以下三点而得名：其一，内外二色；其二，剥开果实时果皮油室受挤压喷出挥发油的香雾；其三，橘树有刺。橘红的“红”，体现了果皮的颜色。由前述可知，“橘红”得名于其颜色、形态，且至少可以追溯到宋朝时期，而有关“化橘红”的最早文字记载，始于明代《普济方》（1406年）“阿胶饮子”方中有一味药“化橘红”（图1–2）。《广东通志》中“高州府药”（化州当时属于高州府）记载：“化州之橘红，增城之荔子，琼南之香犀、象贝，指不胜屈。”自明朝被朝廷列为御药后，化橘红成为宫廷贡品，并漂洋过海，被世人充分取为药用，而且得到国内外医学家的认可。清代《医门法律》中首次记载化州陈皮治疗肺痹的功效，随后赵学敏《本草纲目拾遗》记载化州仙橘治痰症如神，清代江世琳在《橘红辨》中谓：“化州所产橘红，医家以之利气化痰，功倍于他药，人

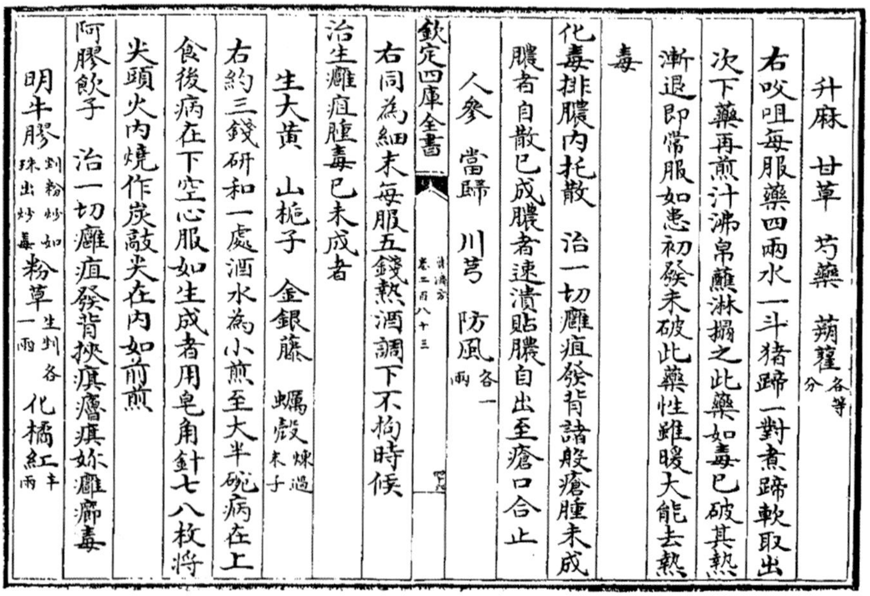
升麻 甘草 芍藥 蒴藋各等分
右㕮咀每服藥四兩水一斗猪蹄一對煮蹄軟取出
次下藥再煎汁沸帛蘸淋搨之此藥如毒已破其熱
漸退即常服如患初發未破此藥性雖暖大能去熱
毒
化毒排膿內托散 治一切癰疽發背諸般瘡腫未成
膿者自散已成膿者速潰貼膿自出至瘡口合止
人參 當歸 川芎 防風各一兩
欽定四庫全書 普濟方 卷二百八十三
右同為細末每服五錢熱酒調下不拘時候
治生癰疽腫毒已未成者
生大黃 山梔子 金銀藤 蠣殼煉過末子
右約三錢研和一處酒水為小煎至大半碗病在上
食後病在下空心服如生成者用皂角針七八枚將
尖頭火內燒作炭敲尖在內如前煎
阿膠飲子 治一切癰疽發背挾瘨瘡瘨妳癰癤毒
明牛膠剉粉炒如珠出炒毒 粉草生剉各一兩 化橘紅半兩

图1–2 明代《普济方》“阿胶饮子”记载“化橘红”

皆宝之。"陈蔚文《岭南本草》记载："'化'者，言其产于化州。"以上均表明"化"最早是指其出产于广东化州，与产地有关。橘红的使用历史早于化橘红，部分学者认为"化橘红"之名可能是借助了宋、明以来橘红的声誉，到了后来，又发现化橘红优于一般橘皮去白瓤之橘红，故冠以"化州"之名，以示区别。另与产地有关之品名为"赖橘红"，该品是广东化州赖家产者。

二、化橘红之名与形态和加工、炮制

由于药材加工方法不同，化橘红呈现的形态各异，不同形态有不同的名字。《中药材手册》记载："五角的外皮黄棕色，光而无毛茸，亦有皱纹及凹点，俗称'大五爪'（图1-3）。柳叶形的俗称'尖化红'。"《药材资料汇编》还把"尖化红"比作"柳叶红"，原因是其果皮烘干后形如柳叶。清代赵学敏《本草纲目拾遗》引述《识药辨微》亦云："又有一种为世所重，每个五片如爪，中用化州印，名五爪橘红，亦柚皮所制，较掌片为佳。"韩维恒《中药正别名集》言："化皮对半摺，叠如笔架状，称笔架花。"

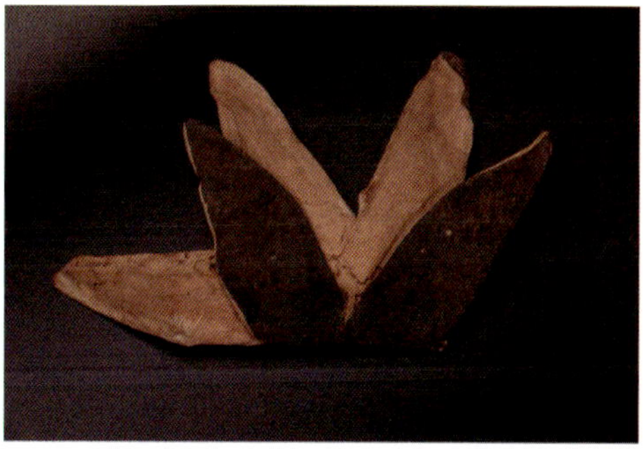

图1-3　大五爪

三、化橘红之名与颜色和质地

由于颜色和药材质地不同，化橘红有不同的俗称，如光化、黄七爪、绿七爪、全毛黄七爪、全毛绿七爪、光青毛爪等，其中"黄""绿""青"色皆可用来形容不同化橘红外皮的颜色，而"毛""光"等字言其外表是否密被茸毛。韩维恒《中药正别名集》中解释"光化"为：用柚皮加工的橘红，表面光而无毛，称为光化。《中药材手册》记载："七角的外皮黄色或黄绿色密布茸毛，有皱纹及小凹点，俗称'黄七爪''绿七爪’（图1–4）。”《药材资料汇编》记载：“原料是‘枳桔’的果皮，表面有浓毛；色深绿，香味浓厚，制成为‘全毛绿七爪’。其果过熟，则皮亦呈黄色，而浓毛较淡，制成为‘全毛黄七爪’。”此外，《药材资料汇编》还认为光青七爪是指“果皮为青色，未成熟柚的幼果的果皮，表面光滑无毛，皮质粗松不实”的品种（图1–5）。

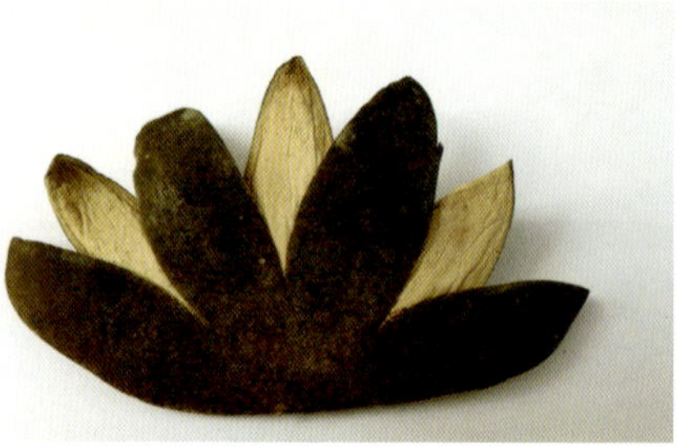

图1–4　毛七爪化橘红

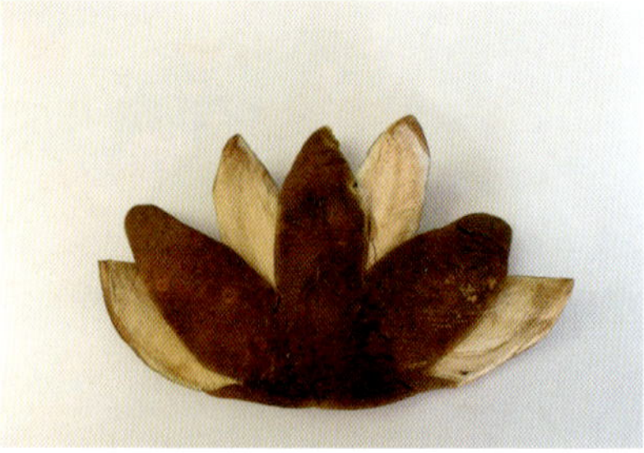

图1–5　光七爪化橘红

四、化橘红之名与地方方言

化橘红还有异名为化州桔红。“橘”缘何言“桔”呢？“橘”“桔”二字本义、读音在古代都不同。东汉许慎《说文解字》中对此二字有明确的界定“橘。果，出江南，从木”“桔。桔梗，药名。从木，吉声。一曰：直木”。这说明“橘”是水果，而“桔”是草药。但顾建平的《汉字图解字典》记载：“‘橘’俗作‘桔’，常绿乔木，果实扁圆形，果肉多汁味甜。”《现代汉语大词典》记载“桔（jú），用同‘橘’”，又载“‘桔’（jié），①桔梗，多年生草本植物，叶子卵形或卵状披针形，花暗蓝色或暗紫白色。根可入药，有宣肺，祛痰，排脓功效。②桔槔，井上汲水的工具”。苏培成《现代汉语辨析字典》解释，“桔”是“橘”的俗字，而不是“橘”的简化字。何谓俗字？《汉语大词典（普及本）》解释：“‘俗体字’指通俗流行而不规范的汉字。”据此可知，“俗”是指“桔”字主要在民间被用来表示“橘”，在表示某种特定水果的意义上“橘”是正体，而“桔”是俗体。资料显示，清代屈大均《广东新语》中的《木语·橘柚》篇是现今可以找到的较早使用“桔”字表示

“橘”之义的例子所在。“吾粤多橘柚园……又有桔，亦与柑类……每田一亩，种柑桔四五十株，粪以肥土，沟水周之。”从该文看，当时广东民间，人们大量种植“柑”和“桔”这2种果树。故“桔”字被借用来表示“橘”之义，应该是从广东开始。李学柱认为，在广东的3种方言中，“橘”“桔”“吉”同音，因此广东人喜用“桔”代替“橘”，不但易写，还包含“吉利、吉祥”的意思。同样在顾建平《汉字图解字典》中也有记载：“桔，形声字……吉（jí）表声，亦含吉之意。”刘锡诚《中国象征辞典》记载：“桔产于我国南方各省。利用桔与吉谐音，象征吉祥嘉瑞。”此外，至今南方很多地方仍保留有新年赠桔的风俗，互相赠送大桔（谐音“大吉”）。“橘”俗作“桔”，大概是老百姓出于“桔”字易写或其读音似“吉”，可表“吉利”之意等原因，这给“桔”添加了新的读音和字义。

第二节 来源考证

化橘红的来源与橘红也有着千丝万缕的联系。历代医家多将橘红用于下气消痰。然而，纵观《中国药典》所载以“橘红”冠名的各中成药，组方所用均为化橘红，取其化痰之效。调研发现，中医临床开具处方，用橘红的也少，而以化橘红为主。明代李时珍《本草纲目》言：“古今药物兴废不同。”受资源与临床效果的影响，同一药材，古今来源品种和入药部位均可能发生演变，来源品种发生演变的药材如连翘、阿胶，入药部位发生演变的药材如鹿胶、肉桂。我国本草学家、中药品种理论创始者谢宗万先生提出“中药品种理论”31论，并指出橘红有橘类橘红和柚类橘红2类。本节在谢老“药材品种延续论”与“药材品种变迁论”的指导下，从橘红伊始，对化橘红药材的本草记载进行考证，旨在梳理化橘红来源品种和药用部位的演变，并深入挖掘演变的缘由。

一、东汉及以前：橘皮、柚皮并用

橘是中国最早有记载的果树之一，早在战国时期，屈原便著有诗歌《橘颂》："后皇嘉树，橘徕服兮。受命不迁，生南国兮。深固难徙，更壹志兮。绿叶素荣，纷其可喜兮。曾枝剡棘，圆果抟兮。青黄杂糅，文章烂兮。精色内白，类任道兮。"从中可获取的橘的植物学信息包括：生长在南方，树根系发达，绿色叶，枝有刺，果实圆形，未成熟时青色，成熟后为黄色，果皮颜色鲜明，内瓤白色，这与柚的特征更为接近。关于橘的本草记载，则以"橘柚"之名首次出现在东汉《神农本草经》中："橘柚，味辛温。主胸中瘕热逆气，利水谷。久服，去臭下气通神，一名橘皮。生川谷。"《神农本草经》称其为"橘柚"，明确了橘柚的药用部位为皮，故又名橘皮。"橘柚"一名，最早出自战国《尚书·禹贡》"淮、海惟扬州……厥包橘、柚，锡贡"，表明橘柚作为一种进贡物品出现。《吕氏春秋》曰："果之美者……江浦之橘，云梦之柚。"又如东汉民间诗歌："橘柚垂华实，乃在深山侧。"可见，古代多将橘与柚并称，同等使用。《晏子春秋》中晏子使楚留下名句"橘生淮南则为橘，生于淮北则为枳"，是成语"南橘北枳"的出处，用于比喻同一物种因环境条件不同而发生变异。西汉孔安国云："小曰橘，大曰柚，皆为柑也。"

故而可以看出，在东汉及以前，人们对橘、柚、枳、柑这几种植物的品种认知尚未十分清晰，认为它们是同一种类，区别在于大小与生长环境。这与当时人们对同属近缘物种的认知能力有限有关，类似情况可见于其他药物，例如，东汉时期及以前，并无白术与苍术之分，都称为"术"；并无黄花蒿与青蒿之分，都称为"青蒿"。橘柚之名与今植物芸香科柑橘属*Citrus*的级别类似。植物名称主要为橘柚、橘、枳；入药用皮，药材名称主要为橘柚、橘皮。东汉张仲景《金匮要略》处方中便是采用"橘皮"之名；说到水果时，则用"橘柚"，"橘柚多食，令人口爽，不知五味"，指的正是果肉。

橘柚的生长环境为川谷，分布范围较广，曾为扬州（今淮河以南、长江流域及岭南地区）贡品。

二、晋、南北朝至唐：橘与柚明显区分

晋代郭璞云："柚似橙，而大于橘。"南朝梁时期陶弘景《本草经集注》云："橘柚……此是说其皮功尔，以东橘为好，西江亦有而不如。其皮小冷，治气乃言欲胜东橘。北人亦用之，并以陈者为良……柚子皮乃可食，而不复入药，用此应亦下气。"南北朝刘宋时期雷敩《雷公炮炙论》云："橘皮……凡使，勿用柚皮、皱子皮，其二件用不得。凡修事，须去白膜一重，细锉，用鲤鱼皮裹一宿，至明，出，用。其橘皮，年深者最妙。"唐代孟诜《食疗本草》云："橘……取陈皮一斤，和杏仁五两……"唐代昝殷《食医心镜》云："治卒食噎。以陈皮一两，汤浸去瓤。"由晋、南北朝至唐各本草所载可见，橘和柚自此开始有了明显的区分，虽药材名称沿用《神农本草经》的"橘柚""橘皮"，但陶弘景、雷敩、苏敬等均明确指出柚皮不适合做橘皮入药。陶弘景"柚子皮乃可食，而不复入药"中"不复"一词，说明柚*Citrus grandis*（L.）Osbeck的果皮曾经也是"橘柚"和"橘皮"的来源之一，不再入药的原因，推测与柚皮虽能下气化痰，但功效较弱有关；"可食"则将柚皮的食疗功能加以明确。自南北朝起，本草记载明确指出"陈者为良"或"年深者最妙"，这为"陈皮"一名的出现奠定了基础。至唐代《食疗本草》，"陈皮"之名在方中首次出现。而《雷公炮炙论》中"凡修事，须去白膜一重"与《食医心镜》"汤浸去瓤"则为"橘红"一名的出现奠定了基础。橘*Citrus reticulata*的果皮入药涉及的种类很多，有朱柑、乳柑等柑类，及朱橘、乳橘等橘类，从植物学观点来看，均为橘*Citrus reticulata*的种下栽培品系。橘柚的产地无明显变化，《名医别录》载其"生南山，生江南"。陶弘景所说"以东橘为好"中的"东"，应指今江浙一带。唐代陈藏器《本草拾遗》载"岭南有柚，大如冬瓜"，说明柚是岭南的物产之一。

三、宋至元：仅用橘，不用柚，去白瓤后入药，称橘红

宋代苏颂《本草图经》（1061年）载："橘柚……又闽中、岭外、江南皆有柚，比橘黄白色而大；襄、唐间柚，色青而实小。皆味酢，皮

厚，不堪入药。今医方乃用黄橘、青橘两物，不言柚……黄橘以陈久者入药良，古今方书用之最多。亦有单服者，取陈皮捣末。”强调了柚不堪入药，陈皮即黄橘皮之陈久者。宋代寇宗奭《本草衍义》（1116年）载：“今若不如此言之，恐后世亦以柚皮为橘皮，是贻无穷之患矣……橘惟用皮与核。皮，天下甚所须也，仍汤浸去瓤。”橘和柚均为水果，栽培品系繁多，宋代韩彦直所著《橘录》（1178年）已详述宋时有柑8种、橘14种。橘果实成熟之后主要为红色或橙红色，也有部分品系为黄色（黄橘皮），而柚果实成熟之后色黄，故自宋代“橘红”一名的出现，可知橘皮入药主要用橘，不再用柚。橘红的“红”，强调了果实成熟后再取皮，和同一时期开始入药之青橘的青皮相对应。橘皮在入药时，普遍的做法是取陈久者，热水浸泡后刮去白瓤再用。宋代王继先《绍兴本草》（1159年）对去白瓤的原因进行了解释，认为橘皮能下气化痰，橘肉生痰，白瓤靠近橘肉，须去除干净才能保证橘皮的疗效。宋代韩彦直《橘录》认为：“橘皮最有益于药，去尽脉则为橘红。”关于“橘红”的本草记载，首见于宋代陈衍《宝庆本草折衷》：“橘皮，一名陈皮，一名黄橘皮，一名陈橘皮。去白瓤者，名橘红。”元代王好古《汤液本草》（1238—1248年）载“陈皮……若补脾胃，不去白；若调理胸中肺气，须去白”，将是否去白瓤与具体功效对应起来，后世各本草多沿用此说法。

宋元时期，橘皮成为常用药。因各医家一致认为橘皮陈久者良，“陈皮”之名正式列入本草；根据功效，橘皮留白瓤与去白瓤在此阶段正式区分；因去白瓤能增强下气化痰的疗效，该炮制方法自南北朝起已普遍采用；“橘红”一名正式出现，橘红为橘皮陈久者去白瓤所得。柚皮被明确指出不能入药。

四、明代：橘与柚在本草中分条目列之

明代本草颇丰，以《本草品汇精要》（1505年）（图1-6，图1-7）和《本草纲目》（1552—1578年）为例，这两本书均将橘与柚分条目而列，品种、炮制方法与明代之前相比，并无显著变化。《本草品汇精要》橘项

下列“【赝】柚皮、皱子皮为伪”，柚项下列“【采】十月取实……【收】去肉，暴干。【用】皮……”。可见橘、柚与今橘和柚一致。

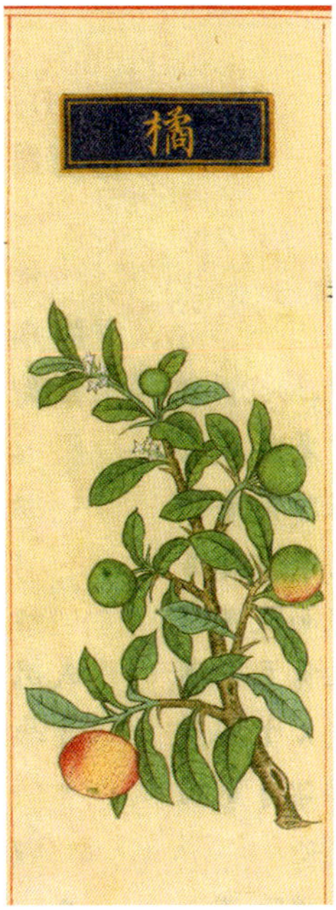

图1-6 《本草品汇精要》（弘治本）橘图

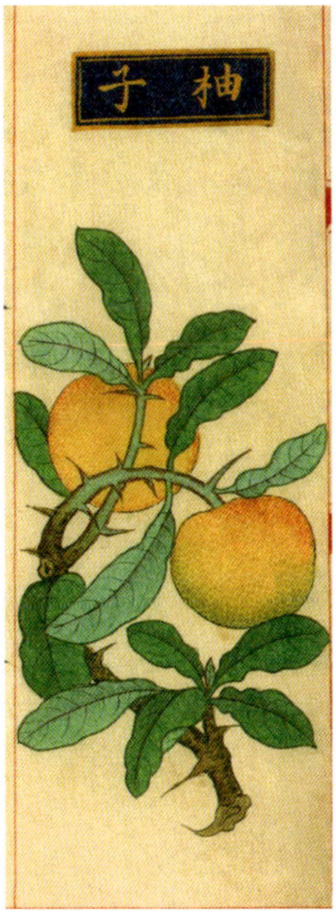

图1-7 《本草品汇精要》（弘治本）柚图

《本草纲目》橘项下，依对症不同，有用橘红者，亦有用陈皮（留白）者；柚项下，李时珍纠正了前人的谬误，言“柚皮极苦，不可入口”，延续了陶弘景认为柚皮不入药的说法，同时肯定了柚皮的食疗用途，言其能消食快膈，散愤懑之气，化痰。“橘红”以单独的条目首次载于明代倪朱谟《本草汇言》（1624年）（图1-8）：“橘红即陈橘皮，刮去白膜，以广中者更胜。橘红，下气化痰之药也。济南医黑天霞抄李东垣曰：橘皮留白，调胃和中。橘红去白，消痰降气，较之橘皮性稍烈耳。”陈橘皮，汤浸，刮去白膜后干燥得“橘红”，直接使用则为陈皮。明代陈嘉谟《本草蒙筌》（1565年）：“新采者名橘红……久藏者名陈皮。”对橘红的定义与其他医家不同。纵观橘皮的历代使用，多用于下气化痰，用时须汤浸去瓤，疗效在常见的化痰药之上。因此，可以看出，虽橘红在明代始单列条目，但其实际运用至少可追溯至南北朝时期，且为主流用法；留白的陈皮使用历史反而较短，可追溯至宋代。橘红在明代使用较宋代更为普遍，各医家对广东道地橘红的青睐，使得广东橘红需求量日益增加。主流本草均强调柚皮不入药，仅入食用，是橘皮的伪品，反观可见，柚皮伪充橘皮的现象一直存在，橘类橘红与柚类橘红在道地产地广东一直并存。柚皮很厚，为了与橘红形成类似的特征，须经过特殊的加工手法，才能使其表面

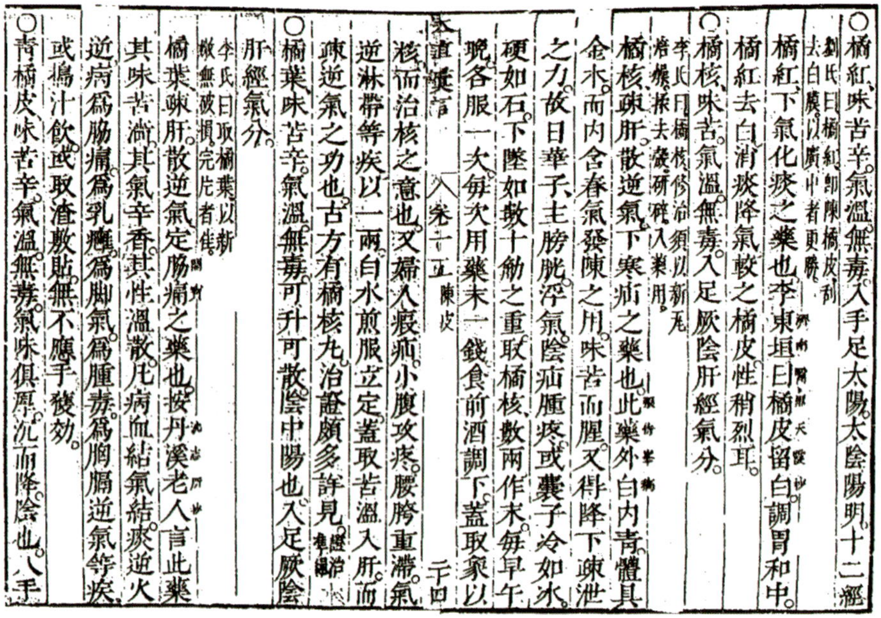
○橘紅，味苦辛，氣溫，無毒。入手足太陽、太陰、陽明十二經
劉氏曰：橘紅，即陳橘皮刮去白膜，以廣中者更勝。
橘紅，下氣化痰之藥也。李東垣曰：橘皮留白，調胃和中。
橘紅去白，消痰降氣，較之橘皮性稍烈耳。
○橘核，味苦，氣溫，無毒。入足厥陰肝經氣分。
李氏曰：用橘核，修治須以新瓦焙燥，去殼，研碎入藥用。
橘核，疏肝散逆氣，下寒疝之藥也。此藥外白內青，體具
金木，而內含春氣發陳之用。味苦而腥，又得降下疏泄
之力，故日華子主膀胱浮氣，陰疝腫疼，或囊子冷如冰，
硬如石，下墜如數十觔之重，取橘核數兩作末，每早午
晚各服一次，每次用藥末一錢，食前酒調下，蓋取象以
本草匯言 卷十五 陳皮 二十四
核而治核之意也。又婦人瘕疝，小腹攻疼，腰胯重滯，氣
逆淋帶等疾，以一兩，白水煎服，立定，蓋取苦溫入肝，而
疏逆氣之功也。古方有橘核丸，治證頗多，詳見疝氣門。
○橘葉，味苦辛，氣溫，無毒，可升可散，陰中陽也。入足厥陰
肝經氣分。
李氏曰：取橘葉以新嫩無破損完片者佳。
橘葉，疏肝，散逆氣，定脇痛之藥也。按丹溪老人言此藥
其味苦澀，其氣辛香，其性溫散，凡病血結氣結，痰逆火
逆，病爲脇痛，爲乳癰，爲腳氣，爲腫毒，爲胸膈逆氣等疾，
或搗汁飲，或取渣敷貼，無不應手獲効。
○青橘皮，味苦辛，氣溫，無毒，氣味俱厚，沉而降，陰也。入手

图1-8　明代倪朱谟《本草汇言》以单独条目记载“橘红”

色微红，且薄。以现代柚类橘红的加工方式倒推，古代柚类橘红的加工手法应至少包括：数刀开皮，刮去内层果皮，压制成薄片，晒干。如此加工，也利于柚皮的干燥。

五、清代：化橘红（来自化州柚）脱颖而出

清代本草橘类橘红与柚类橘红并存。橘皮项下，多沿用明代本草说法，留白为陈皮，去白为橘红。清代张璐《本经逢原》（1695年）强调橘皮“产粤东新会，陈久者良”，为今之广陈皮。清代徐大椿《药性切用》（1741年）又出现“新会皮”“会皮”“新会红”“杜橘红”“广橘红”等名称。按其原文：“新会皮，即新会县橘皮……橘红，即新会红，又名杜橘红，力能利气化痰，陈久化州者胜，勿伪榴皮。会皮，古名陈皮。一种广皮，单取外面薄皮，即名广橘红，功理嗽散寒，连白功同陈皮，而性稍烈。”应包含新会产橘类橘红（新会红）和化州产柚类橘红（广橘红）2种，医家认为基本可等同入药。

清初名医喻昌著《医门法律》（1658年）中记载："其陈皮虽能下气，然必广东化州所产，口中嚼试，其辣气直入丹田者为贵。今肆中药无道地，下气亦非陈皮所胜矣"。陈皮（化州）应当指化州柚果皮不去白者。该书中治一切痰饮的二贤汤用橘红时，也强调"用真正广产者"。康熙年间，吴震方将游历岭南的见闻整理成《岭南杂记》（约1700年）（图1-9），其中写道："化州仙橘，相传仙人罗辨种橘于石龙之腹，至今犹存，唯此一株，在苏泽堂者为最，清风楼次之，红树又次之。其实非橘，皮厚肉酸，不中食。其皮厘为五片、七片，不可成双，每片真者可值一金。每年所结，循例具文，报明上台，届期督抚差亲随跟同采摘批制，官斯土者，亦不多得。彼土人云，凡近州始闻谯楼更鼓者，其皮亦佳，故化皮赝者多，真者甚难得"。由此可见，喻昌所言化州陈皮与吴震方所言化州仙橘来源相同，均来自化州柚*Citrus grandis*'Tomentosa'的果皮。原因有二：其一，五片、七片与今《中国药典》化橘红五爪和七爪的药材性状一致。其二，《医门法律》言"今肆中药无道地"，《岭南杂记》言"真者甚难得"，2部书都指明了该药材的稀缺性，并非普通柚皮。稀缺性与

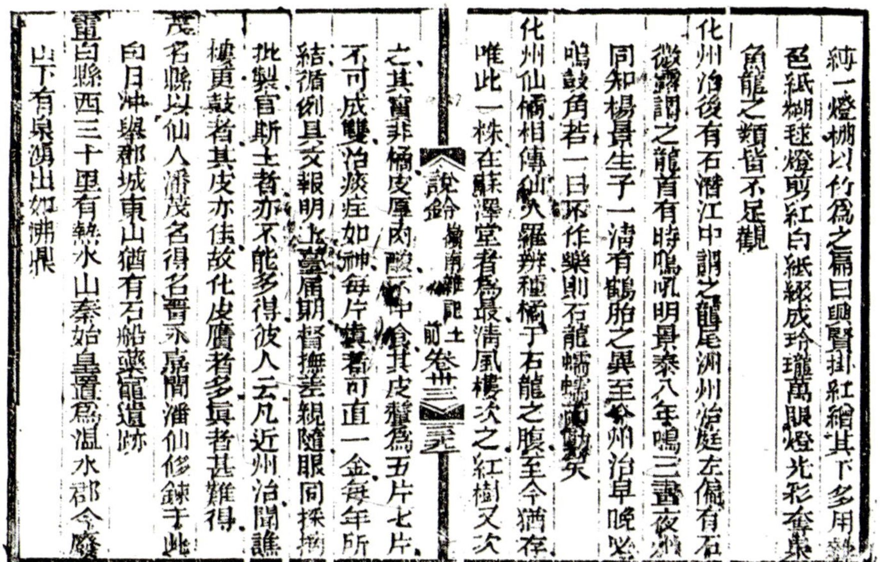
紗一燈棚以竹爲之扁曰興賢掛紅綃其下多用
色紙糊毬燈剪紅白紙綴成玲瓏萬眼燈光彩奪目
魚龍之類皆不足觀
化州治後有石潛江中謂之龍尾洲州治庭左偏有石
徼[illegible]謂之龍首有時鳴吼明景泰八年鳴三晝夜州
同知楊景生子一清有鶴胎之異至今州治早晚必
鳴鼓角若一日不作樂則石龍輒鳴動矣
化州仙橘相傳仙人羅辨種橘于石龍之腹至今猶存
唯此一株在蘇澤堂者爲最清風樓次之紅樹又次
《說鈴 嶺南雜記上 前 卷十二》
之其實非橘皮厚肉酸不中食其皮釐爲五片七片
不可成雙治痰症如神每片真者可直一金每年所
結循例具文報明上臺届期督撫差親隨眼同採摘
批製官斯土者亦不能多得彼人云凡近州治聞譙
樓更鼓者其皮亦佳故化皮贋者多真者甚難得
茂名縣以仙人潘茂名得名晉永嘉間潘仙修煉于此
白日沖舉郡城東山猶有石船藥竈遺跡
電白縣西三十里有熱水山秦始皇置爲溫水郡今廢
山下有泉湧出如沸鼎

图1-9 吴震方《岭南杂记》记录化州仙橘

“治痰症如神”的功效，使得化橘红（来自化州柚）成为贡品。但又因其不常见，吴震方未必有机会亲眼得见，所以对其详细的特征并未在书中进行描述。何克谏《增补食物本草备考》（1732年）在橘项下列出“化州一种橘红，如小橘皮，其功尤大，乃橙之属也”。橘红在清代应用更加普及，例如清代叶天士善用橘红，《临证指南医案》（1764年）用橘红100余处，指明“化州橘红”或“化橘红”5处。清代赵学敏《本草纲目拾遗》（1765年）（图1–10）首次将“化州橘红”收入本草，书中收载了许多化橘红在当时著作的记载，如吴震方《岭南杂记》言“化州仙橘……”。关涵《岭南随笔》言“化州署橘树，一月生一子，以其皮入药，痰立解……今称化州橘红者，皆以增城香柚皮伪代之”。《粤语》言“化州故多橘红，售于岭内，而产署中者独异”。《本草纲目拾遗》引载的《识药辨微》言“化橘红近日广中来者，皆单片成束，作象眼块，或三十五十片，两头以红绳扎之，成一把，外皮淡红色，内腹皮白色，周身亦有猪鬃皮，此种皆柚皮，亦能消痰。又有一种为世所重，每个五片如爪，中用化州

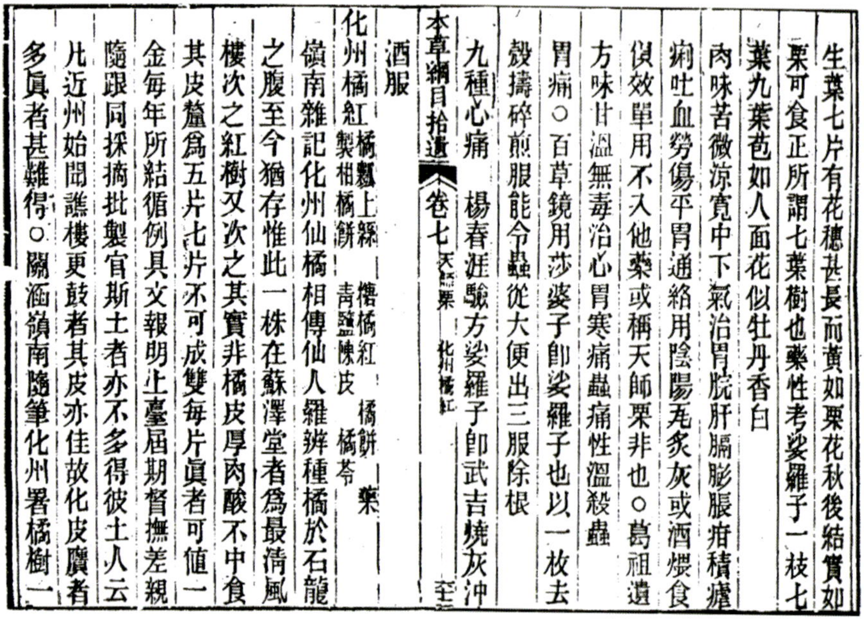
生葉七片有花穗甚長而黃如栗花秋後結實如
栗可食正所謂七葉樹也藥性考娑羅子一枝七
葉九葉苞如人面花似牡丹香白
肉味苦微涼寬中下氣治胃脘肝膈膨脹疳積瘧
痢吐血勞傷平胃通絡用陰陽瓦炙灰或酒煨食
俱效單用不入他藥或稱天師栗非也○葛祖遺
方味甘溫無毒治心胃寒痛蟲痛性溫殺蟲
胃痛○百草鏡用莎婆子即娑羅子也以一枚去
殼擣碎煎服能令蟲從大便出三服除根
九種心痛　楊春涯驗方娑羅子即武吉燒灰沖
本草綱目拾遺　卷七　天師栗　化州橘紅
酒服
化州橘紅　橘瓤上絲　製柑橘餅　櫓橘紅　青鹽陳皮　橘餅　橘苓　葉
嶺南雜記化州仙橘相傳仙人羅辨種橘於石龍
之腹至今猶存惟此一株在蘇澤堂者爲最清風
樓次之紅樹又次之其實非橘皮厚肉酸不中食
其皮釐爲五片七片不可成雙每片眞者可値一
金每年所結循例具文報明上臺届期督撫差親
隨跟同採摘批製官斯土者亦不多得彼土人云
凡近州始聞譙樓更鼓者其皮亦佳故化皮贋者
多眞者甚難得○關涵嶺南隨筆化州署橘樹一

图1–10　清代赵学敏《本草纲目拾遗》首次将“化州橘红”收入本草

印，名五爪橘红，亦柚皮所制，较掌片为佳。究之真者远甚也。真化州橘红煎之作甜香，取其汁一点入痰盂内，痰皆变为水，此为上品”。《本草纲目拾遗》引载的《百草镜》言“广东高州府化州出陈皮，去白者名橘红，今亦罕得。土人以柚皮代之，出售外方……纹细，色红润而皮薄，多有筋脉，味苦辛，入口芳香者，乃真化州橘红也”。均强调了来源于化州柚的化州橘红真品的稀缺性，柚为其伪品。《识药辨微》中关于化橘红的形态描述，在现故宫御药房文物中找到了实物原型，标注名称为“署内橘红”，单片成束，作象眼块，“每五十片以黄绳扎好，成一把，二十把一盒，共计一千片”。黄绳意指皇室专用，书中以红绳扎之，表示民间也有使用。再查《清宫医案集成》，太医处方常用橘红，处方中名称有“橘红”“橘红（化）”“广橘红”“薄橘红”“化橘红”“毛橘红”“橘红（老树）”“橘红（署内）”等，累计数百处。清乾隆十三年（1748年）《化州志》载：“化州药属凡得四十有一，皆非道地材，惟橘红最为佳品。”结合本草记载与地方志分析，清宫医案中橘红的各种名称，均应指来自化州柚的化橘红，以来自化州署内的老树为佳。《识药辨微》中为世所重的“每个五片如爪”，被认为更优。清代吴其濬《植物名实图考》（1848年）橘红项下明确指出“产广东化州”，并对其细微的性状特征加以描述：“……然惟老树皮红，有白毛戟手，香烈而味辛，识者入手能辨之”（图1-11）。化州柚果实与其他柑橘属植物果实相比，表面被毛为其独有，《植物名实图考》是首部描述该特征的本草（图1-12）。其后，清代陆心源（1834—1894年）著《记化州橘》“苏泽堂橘皮质细，扪之微有毛”，也强调了化州橘皮上有毛的特点。清代化州以橘红为业的大户为赖、李、潘、陈4家，赖家赖蕴山辑《橘中人语》（1860年开始镌刻），收集了文人墨客游览赖家园咏橘的诗句（图1-13，图1-14）；李家辑《宝山橘话》（1894年），亦收集大量文人墨客游览李家园咏橘的文章及诗句（图1-15，图1-16）。说明赖、李2家在当时的橘红种植和销售均已具较大规模。其间，化橘红（来自化州柚）受到士人追捧，并成为馈赠礼品。因此，清代称为“橘红”的多指化州柚*Citrus grandis*‘Tomentosa’的干燥外层

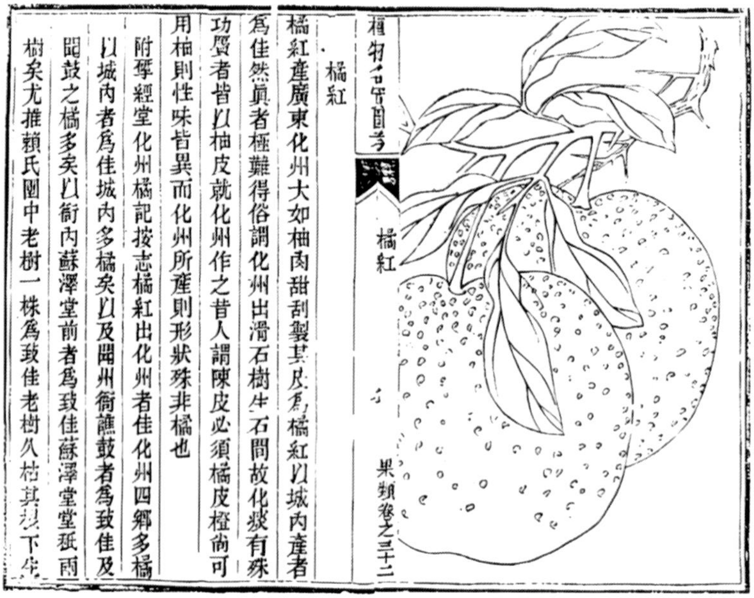
植物名實圖考　橘紅　果類卷之三十二

橘紅

橘紅產廣東化州大如柚肉甜刮製其皮爲橘紅以城內產者爲佳然眞者極難得俗謂化州出滑石樹生石間故化痰有殊功贗者皆以柚皮就化州作之昔人謂陳皮必須橘皮橙柚可用柚則性味皆異而化州所產則形狀殊非橘也

附羣經堂化州橘記按志橘紅出化州者佳化州四郷多橘以城內者爲佳城內多橘矣以及陽州衙譙鼓者爲致佳及聞鼓之橘多矣以衙內蘇澤堂前者爲致佳蘇澤堂堂秖兩樹矣尤推賴氏園中老樹一株爲致佳老樹久枯其根下生

图1-11　清代吴其濬《植物名实图考》橘红项

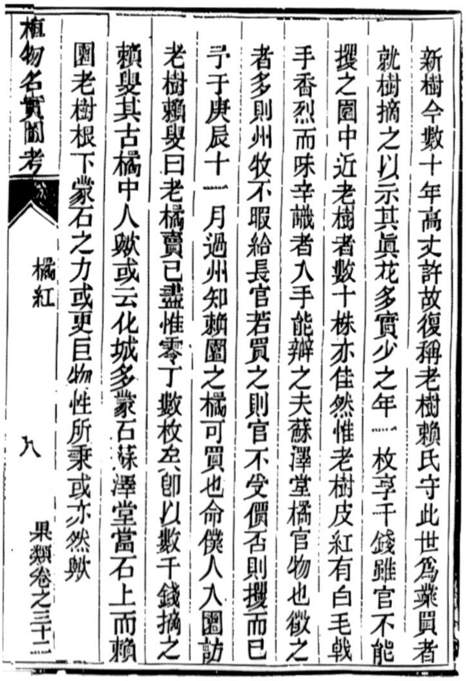
新樹今數十年高丈許故復稱老樹賴氏守此世爲業買者就樹摘之以示其眞花多實少之年一枚享千錢雖官不能攫之園中近老樹者數十株亦佳然惟老樹皮紅有白毛戟手香烈而味辛識者入手能辨之夫蘇澤堂橘官物也欲之者多則州牧不暇給長官若買之則官不受價否則攫而已予于庚辰十一月過州知賴園之橘可買也命僕人入園訪老樹賴叟曰老橘實已盡惟零丁數枚焉卽以數千錢摘之賴叟其古橘中人歟或云化城多蒙石蘇澤堂當石上而賴園老樹根下蒙石之力或更巨物性所稟或亦然歟

植物名實圖考　橘紅　八　果類卷之三十二

图1-12 清代吴其濬《植物名实图考》橘红项性状特征

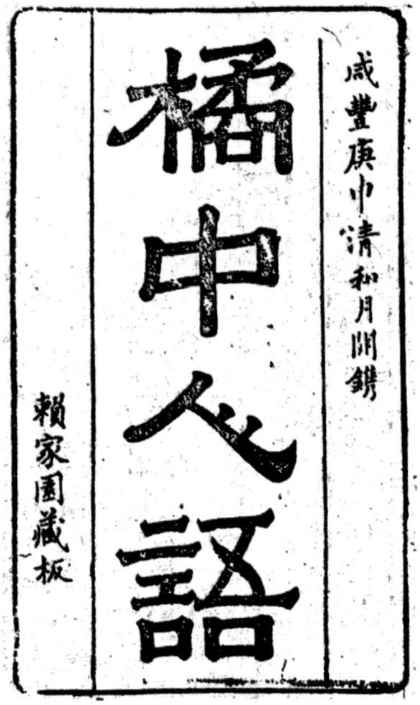

图1-13 《橘中人语》

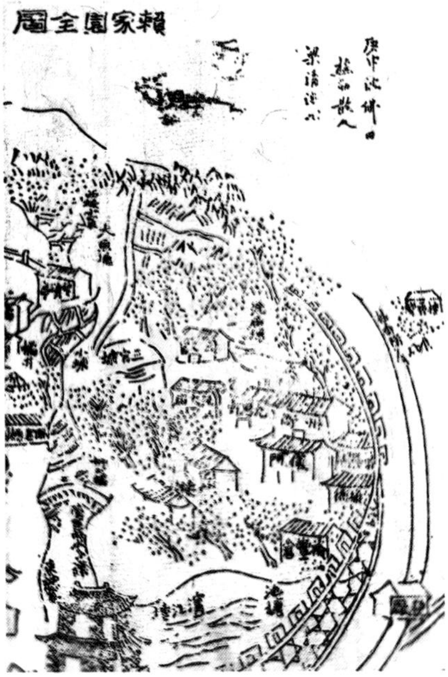

图1-14《橘中人语》赖家园全图

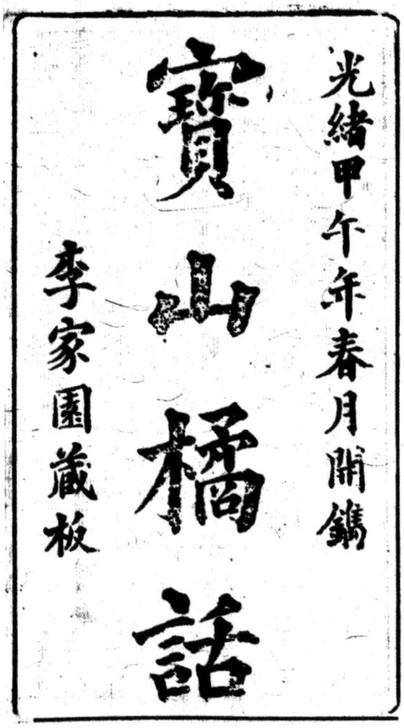

图1-15 《宝山橘话》

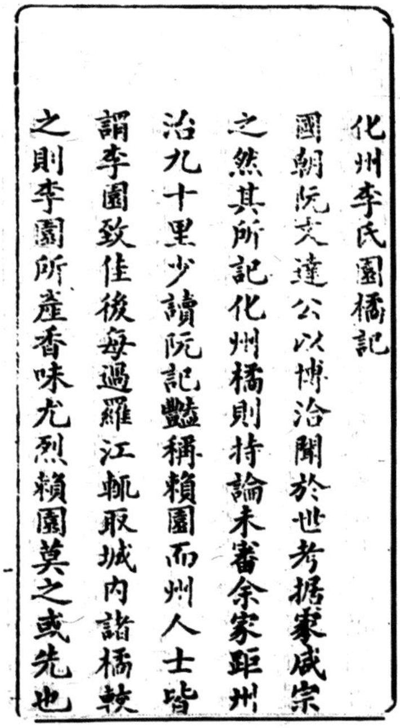

化州李氏園橘記

國朝阮文達公以博洽聞於世考据家咸宗之然其所記化州橘則持論未審余家距州治九十里少讀阮記豔稱賴園而州人士皆謂李園致佳後每過羅江輒取城內諸橘較之則李園所產香味尤烈賴園莫之或先也

图1-16《宝山橘话》化州李氏园橘记

果皮，是化州最具盛名的道地药材，亦有来自橘*Citrus reticulata*及其栽培变种的干燥外层果皮。柚*Citrus grandis*（L.）Osbeck的干燥外层果皮为其常见的伪品。经实地调研发现，化州柚原植物在化州一直以来均被称为“橘”。

六、民国：化橘红（来自化州柚）药用部位正式新增幼果

1924年，何廉臣《实验药物学》中记载的市售“广橘红”有4种：赖橘红（化橘红，最良）；广橘红（新会皮，尚良）；福橘红（福建皮，最劣）；衢橘红（浙江皮，亦劣）。表明民国橘红以柚类橘红的化橘红为佳，橘类橘红仍有使用，除新会广橘红（即今广陈皮）外，其余均被认为品质差。

按本草记载与故宫文物所呈现的相关信息，清代化橘红商品有3种形态：五爪、七爪、象眼块，其中五爪与七爪一直延续。按李家园第24代传人李锋所言，化橘红五爪与七爪，是按果的大小区分，小果（幼果）通常加工为五爪，1果开为2个五爪，大果则加工为七爪；化橘红的味道在陈化过程中苦味渐减，而略有回甘。经实验发现，五爪爪长的测量值，基本与市售主要规格小果相当；陈化近10年时，气香味回甘。曹炳章《增订伪药条辨》（1928年）曰：“昔丰顺丁中丞抚闽时，赠化州橘皮一个计五片，皮薄色黯黄，微有毛孔，气香味甘。”与现陈化10年以上的五爪性状、气味基本一致。至1948年《农业生产》杂志载黄绍华文章《橘红之培植与收取》：“橘红为化州特产，形似橙但色青，外皮且有白毛，其种之良否，恒视毛之多少而定……橘树春日开花，夏初即可采其实，将其实切为七瓣或五瓣（因迷信双瓣药用无效），只取外皮一片日间晒于太阳，夜间置于屋面，使其吸收露水，约十天左右，便可为药用之橘片矣。”

故宫御药房文物除象眼块规格化橘红外，亦有幼果入药的记载。清朝灭亡后，1925年清室善后委员会刊行《故宫物品点查报告》，可见“化橘红、毛橘红果（十个）、九思轩橘红（八张）、绿毛小橘红（原注十对）、毛橘红果（各十个）”等的记载，说明清代化橘红（来自化州柚）幼果也作为贡品供皇室药用（图1-17）。1912年2月12日，溥仪退位，宣告

清朝灭亡。由此推测，1912年之前，化橘红幼果已被归于化橘红入药。

陈仁山《药物出产辨》（1930年）曰“橘红，产广东化州，以赖家园为最，近日李家园亦可用之。其余化州属所出者，虽是不如，但仍胜于柚皮作伪者”“陈皮，产广东新会为最”“柚皮，产广东各属，各省亦有出”。1933年《广东建设厅工业试验所年刊》发表《调查化州特产之橘红报告》（图1–18）：“计橘红沽出，现分‘湿卖’‘干卖’‘壳卖’‘器卖’四种，另橘红花。‘湿卖’者即由树上摘下生卖……每橘一律四毫……‘干卖’者，当风雨时，摭集摇落稚橘，而干晒之，小大不分，如拇如拳，一律四毫交易……‘壳卖’即是‘橘红皮’，剖壳若星角，芒端略屈，压晒而干之，为化州输出大宗。”此调查报告真实反映了化橘红的商品形态，为化州柚干燥幼果（即今之化橘红胎）的首次公开报道。湿卖者不耐贮存，器卖者为工艺器物制品，因此，可知当时民间入药的化橘红大宗商品为五爪与七爪，小宗商品为干燥幼果。该报告还报道了当时化橘红的年产量，“赖家园二万四五千枚，李家园二万八至三万枚，周围村圃也出产丰富”。1936年《现代生产杂志》刊登的赖家园下园嫩树橘红图片也展示为化橘红胎。因此，民国时期仍主要称“橘红”，包含化州柚*Citrus grandis*‘Tomentosa’的干燥外层果皮和幼果。

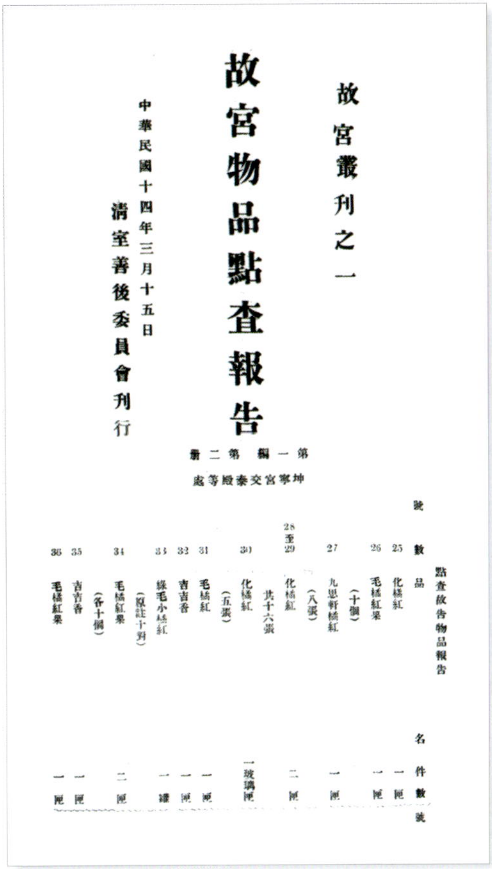
故宮叢刊之一

故宮物品點查報告

中華民國十四年三月十五日

清室善後委員會刊行

第一編 第二册

坤寧宮交泰殿等處

點查故宮物品報告

號數	品名	件數
25	化橘紅	一匣
26	毛橘紅果（十個）	一匣
27	九思軒橘紅（八張）	一匣
28至29	化橘紅 共十六張	二匣
30	化橘紅（五張）	一玻璃匣
31	毛橘紅	一匣
32	吉吉香	一匣
33	綠毛小橘紅（原註十對）	一罐
34	毛橘紅果（各十個）	二匣
35	吉吉香	一匣
36	毛橘紅果	一匣

图1–17 《故宫物品点查报告》记载化橘红作为皇室贡品

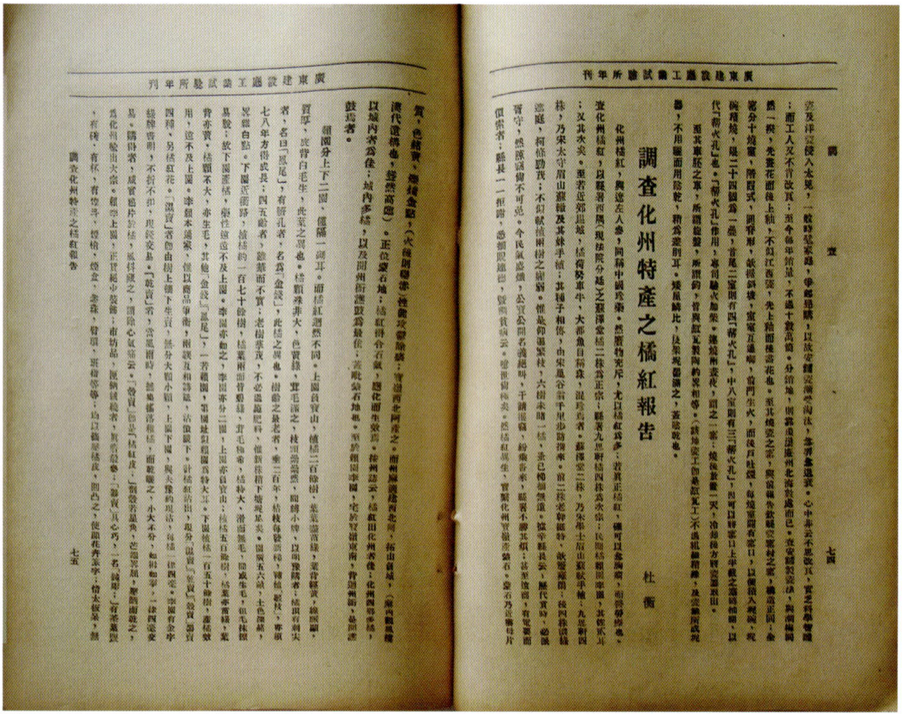
廣東建設廳工業試驗所年刊

調查化州特產之橘紅報告

杜衡

图1-18 《广东建设厅公社试验所年刊》发表《调查化州特产之橘红报告》

七、今化州柚幼果逐渐成为主流

《中国植物志》中化州柚原植物正名仍以“橘红”收载。橘红药材在历版《中国药典》中均有收载，但来源曾发生变化（表1-1）。1963年橘红的品种包括了柚类橘红和橘类橘红，与民国时期市售品种（含柚制成的伪品）基本一致，品种来源具延续性。1977年，橘类橘红因加工烦琐，疗效又不及柚类橘红，《中国药典》未收载，陈皮在《中国药典》中单列。1985年，《中国药典》开始将柚类橘红与橘类橘红分列，橘红仅指橘类橘红，柚类橘红开始以“化橘红”之名收载，并延续至今。化州柚和柚均是《中国药典》收载的正品基原。历代认为柚“不堪入药”，是橘红的伪品，到现代正式列入药典，取得合法地位，有其历史原因。1949—1963年，为了扩大粮食作物生产面积，化州柚被大面积砍伐，所剩无几，无法满足用药需求，只能以柚这种广布种替代。直至20世纪七八十年代，化州柚的种植才逐步恢复，迄今已具备较大的种植规模。

表1-1 历版《中国药典》橘红类药材来源信息

版本	药材名称	基原植物	药用部位
1963年版	橘红	①柚*Citrus grandis*（L.）Osbeck ②化州柚*Citrus grandis*‘Tomentosa’ ③柑橘*Citrus reticulata* Blanco	外层果皮
1977年版	橘红	①柚*Citrus grandis*（L.）Osbeck ②化州柚*Citrus grandis*‘Tomentosa’	未成熟外果皮
1985年版至2020年版	橘红	橘*Citrus reticulata* Blanco及其栽培变种	外层果皮
	化橘红	①柚*Citrus grandis*（L.）Osbeck ②化州柚*Citrus grandis*‘Tomentosa’	未成熟或近成熟外层果皮

从药用部位来看，橘类橘红一直用外层果皮，与历代药用部位一致；柚类橘红则从外层果皮（1963年）演变为未成熟外果皮（1977年），直至未成熟或近成熟果实的外层果皮（1985年至今）。1984年版《广东省中药炮制规范》收载橘红和橘红胎，分别为化州柚的干燥未成熟外果皮和干燥幼果。2021年，《广东省中药材标准》发布化橘红胎单行页标准。经调查发现，近年市场销售化橘红商品实际的药用部位以干燥幼果为主。化橘红幼果从清代的贡品转变为民国时的小宗商品，再转变为现在的大宗商品。又出于趋利的原因，制成饮片的化橘红以柚皮来源为多。综上可见，宋代前，橘红类药材以“橘皮”之名为主线；宋代及以后，以“橘红”一名为主线。历代主流本草及文献橘红品名变迁见表1-2。

表1-2 历代主流本草及文献橘红品名变迁

时间	沿用品名	新增品名	出处
汉		橘柚、橘皮	《神农本草经》
南北朝	橘柚、橘皮	柚子皮	《本草经集注》
唐	橘柚、橘皮	柚皮	《新修本草》
		陈皮	《食疗本草》

续表

时间	沿用品名	新增品名	出处
宋	橘柚、橘皮、柚皮、陈皮		《本草图经》
		橘红、黄橘皮、陈橘皮	《宝庆本草折衷》
明	橘柚、橘皮、柚皮、陈皮、陈橘皮	广陈皮	《本草品汇精要》《本草纲目》
	橘红		《本草汇言》
清	橘柚、橘皮、柚皮、陈皮、陈橘皮、橘红		《植物名实图考》
		化州陈皮	《医门法律》
		新会皮、会皮、新会红、杜橘红、广橘红	《药性切用》
		化橘红	《识药辨微》
		化州橘红	《本草纲目拾遗》
民国	广橘红	赖橘红、福橘红、衢橘红	《实验药物学》
	橘红、陈皮、柚皮		《药物出产辨》
		化州橘皮	《增订伪药条辨》
现代	陈皮、橘红、化橘红		《中国药典》
		橘红胎	1984年版《广东省中药炮制规范》
		化橘红胎	2021年《广东省中药材标准》

第三节

产地考证

本草记载中“橘柚”一词首见于《神农本草经》：“橘柚……一名橘皮。生川谷。”《名医别录》云：“（橘柚）生南山，生江南。”《本草经集注》曰：“（橘柚）生南山川谷，生江南。”南山即现在的秦岭以南，长江三角洲流域。《新修本草》对橘柚的产地和前人描述一致，曰：

“（橘柚）生南山川谷，生江南。”苏颂《本草图经》：“橘柚，生南山川谷及江南，今江浙、荆襄、湖岭皆有之……又闽中、岭外、江南皆有柚。”橘和柚的产地也广泛分布于江浙、湖北直至岭南等南方地区，与前朝相比无明显变化。

明代本草对橘皮的道地产地趋于统一。如《本草品汇精要》（1505年）载“【道地】广东”；陈嘉谟《本草蒙筌》（1565年）载“广州独胜”；宁源《食鉴本草》（1522—1566年）载“惟广东出者最佳”。李时珍《本草纲目》直接称其为“广陈皮”。顾逢伯《分部本草妙用》（1630年）载：“陈皮……广东陈久者佳。”李中梓《医宗必读·本草徵要》（1637年）载：“橘皮……广中者最佳，福建者力薄，浙产便恶劣矣。陈久愈佳。”自明代起，橘皮、橘红产地未发生显著变化，但明确了道地产地为广东。明万历年间（1573—1620年）《高州府志》列出药类物产陈皮和橘红，高州府为今广东省茂名市茂南区、高州市、电白区、信宜市、化州市，广东省湛江市廉江市、吴川市、坡头区及麻章区硇洲岛、霞山区特呈岛等地。同时期的《雷州府志》列出药类物产橘红，雷州与高州相邻，为今广东省湛江市雷州市、徐闻县、遂溪县等地。根据物产来看，高州府和雷州府出产橘红应为柚类橘红。明末《新会县志》列出土特产陈皮，新会即今广东省江门市新会区。

清乾隆十三年（1748年）《化州志·卷一·物产》记载：“惟橘红最为佳品，其种二，有红、白瓤之分，即柚也……”明确表述化橘红产地为广东化州。《本草从新》中记载：“化州陈皮……无非柚皮而已。”明确表明化橘红为柚皮，产地为广东化州。清代赵学敏《本草纲目拾遗》曰：“今称化州橘红者，皆以增城香柚皮伪代之。”注明了化橘红的伪品产地在广东增城。又曰：“化橘红近日广中来者……此种皆柚皮。”也间接说明了当今化橘红的产地在广东省。清代吴其濬《植物名实图考长编》曰：“尔雅：柚，条。注：似橙，实酢。生江南。”又曰：“增城香柚小而白，……潮州出斗柚，大如斗……”说明柚的产地主要在华南地区。《中华本草》收载：毛橘红主产于广东广茂县，产量小；光橘红主产于四川江津、綦江、重庆，自产自销。《现代中药材商品通鉴》中介绍，化橘红“主产于广东化州，质量最佳，为广东道地药材‘十大广药’之一。此外，广西亦产。销全国”。《金世元中药材传统鉴别经验》收载：“化州柚主产于广东茂名地区的化州、电白、廉江，但以化州为主，尤以赖家园产品最为著名（因茸毛细密）。其毗邻的广西陆川、博白等地也有少量出产，但茸毛稀疏或极少，质次。柚主产广西浦北、陆川、博白、北流，广东电白、遂溪等地，湖南亦产。”

以上记录均说明古代柚主要产区为长江流域及以南，而化橘红来源于化州柚，其中以广东化州质量最优，为道地产区。

2017年3月起实施的《广东省岭南中药材保护条例》中也明确规定“道地化橘红产地化州”。

茂名市地方标准《地理标志产品　化橘红》（DB4409/T 06—2019）中规定化橘红地理标志产品保护范围为广东省化州市河西街道、石湾街道、新安镇、官桥镇、中垌镇、丽岗镇、林尘镇、江湖镇、合江镇、那务镇、平定镇、文楼镇、播扬镇、宝圩镇14个镇、街道现辖行政区域。

第四节

功效考证

化橘红的药用价值是在橘皮、橘红的基础上发展起来的，其因具有化痰止咳的良好疗效，而逐渐取代了橘红成为主流品种。化橘红为明清时期的宫廷贡品、岭南珍稀中药材，其名声起于明朝，盛于清朝，能找到的古书记载多为清代。

一、橘红与化橘红的功效沿革

宋金元时期橘红虽已运用在许多方药当中，但还未有本草文献能系统地概括橘红的功效，直至明清时期，越来越多的医家对橘红的性味归经、功效主治等进行归纳总结，并探讨橘红的药用原理。1624年，明代倪朱谟《本草汇言》首次将橘红单列条目，并描述了橘红的基本性质与用法，1644年，明代贾九如《药品化义》对橘红的应用总结得更为具体。总体而言，橘红味苦、辛，性温、散，入肺、脾二经，主泻肺理脾以调诸气，可理气宽中、化痰止咳、解郁导滞，其中化痰主化寒痰，止咳主止风寒咳嗽。橘红去白可专于理气兼以发表，功专上行，充分发挥“辛”的功能，可用于治疗咳嗽寒痰、吐清水、肠闭、气积、蛋积、卒然心痛，还可用于解酒毒，治痰疫等。橘红不宜单服久服，阴虚劳咳、久嗽气泄均忌用。

清代《医门法律》中首次记载化州陈皮治疗肺痹的功效，随后赵学敏《本草纲目拾遗》记载化州仙橘治痰症如神，经基原考证，推断这两本书中所描述的“化州陈皮”与“化州仙橘”均来自化州柚的果皮。从此，治痰如神的化州橘红名满天下，并成为朝廷贡品，在《清宫医案集成》《临证指南医案》中多有临床应用记载。由于当时道地的化州橘红（来源于化州柚）产量极少，素有“每片真者值一金”的说法，因此，真正的化州橘红多为达官贵人所使用，其在全国的应用范围远不如橘类橘红广泛。明清时期的橘红味辛、苦，性峻烈，为消痰上品，治寒痰尤神，兼具消积解腻、解酒宽中、解蟹毒的功效。化橘红与橘红虽同为理气药，但化橘红在橘红药效的基础上突出显示其治痰的功效。据古籍记载，化橘红的治痰功效与其生长土壤中含有的礞石有关，若在远离礞石的土壤中种植，其化痰效力也会逐渐降低。此外，化州橘红消痰虽捷，但消伐过峻，不宜轻用，气虚者忌服。对清代化橘红的应用整理见表1-3。

表1-3 清代化橘红性味、功效主治及使用注意的本草记载

分类	古籍记载	出处	时间
性味	陈皮……然必广东化州所产，口中嚼试，其辣气直入丹田者为贵。今肆中药无道地，下气亦非陈皮所胜矣	《医门法律》	1658年
	味苦辛，入口芳香者，乃真化州橘红也……然其性酸削，能伐生气	《本草纲目拾遗》引《百草镜》	1765年

续表

分类	古籍记载	出处	时间
功效主治	肺痹，用紫苏汤……陈皮……然必广东化州所产	《医门法律》	1658年
	治痰症如神，消油腻谷食积，醒酒宽中……解蟹毒（主要作用于上焦）	《本草纲目拾遗》	1765年
	而所谓化红者，无不诩为消痰上品	《调疾饮食辨》	1823年
	化州橘以治痰名天下	《仪顾堂集》	1862年
	化州所产橘红，医家以之利气化痰，功倍于他药	《橘红辨》	未知
	岐黄家用以利气化痰，功倍他药	《化州志》	1748年
治痰如神的原因	盖其地有山产礞石，州署适当山麓，苏泽堂尤礞石所萃。橘生其上，故能治痰，而治寒痰尤神，然则橘之所以能治痰者以礞石故。去礞石渐远，则其力亦渐微	《仪顾堂集》	1862年
	赖叟其古橘中人欤？或云化城中多蒙石，苏泽堂当石之上，而赖园老树根下，蒙石之力或更巨，物性所秉或亦然欤	《植物名实图考》	1848年
使用注意	化州陈皮消痰甚灵，然消伐太峻，不宜轻用	《本草从新》	1757年
	……气虚者忌服……消痰虽捷，破气损人，不宜轻用	《本草纲目拾遗》	1765年

二、化州柚与柚的药性之辨

自晋至宋元时期橘柚分用，古代医家们便认识到柚皮不适合入药，南朝梁时期陶弘景《本草经集注》曰：“橘柚……此是说其皮功尔，以东橘为好，西江亦有而不如……柚子皮乃可食，而不复入药，用此应亦下气。”宋代苏颂《本草图经》曰：“橘柚……又闽中、岭外、江南皆有柚，比橘黄白色而大；襄、唐间柚，色青而实小。皆味酢，皮厚，不堪入药。今医方乃用黄橘、青橘两物，不言柚。”宋代寇宗奭《本草衍义》曰：“今若不如此言之，恐后世亦以柚皮为橘皮，是贻无穷之患矣。”由上可知，柚子皮虽可服，用于下气，但其不堪入药，柚乃是橘的药用伪品。

至明代《本草品汇精要》橘项下“【赝】柚皮、皱子皮为伪”，已明确指出柚子、皱子皮为橘皮的伪品；而由柚项下“【收】去肉，暴干。

【用】皮……【性】寒、缓”可知柚皮性寒、缓，与橘红味苦、辛，性温、散（化州橘红味更辛、性更峻烈）不同，进一步说明柚皮不可代替橘红或化州橘红使用。《本草纲目》柚项下记载：“【主治】下气。宜食，不入药。弘景消食快膈，散愤懑之气，化痰。时珍。”李时珍延续陶弘景柚皮不入药的说法，同时肯定柚皮的食疗用途。

至清代化州橘红备受关注，伪品泛滥的现象加重。《本草从新》：“化州陈皮……真者绝少，无非柚皮而已。”《岭南杂记》：“化州仙橘……故化皮赝者多，真者甚难得。”《本草纲目拾遗》引《岭南随笔》与《百草镜》记载：“化州署橘树，一月生一子，以其皮入药，痰立解……今称化州橘红者，皆以增城香柚皮伪代之……广东高州府化州出陈皮，去白者名橘红，今亦罕得。土人以柚皮代之，出售外方，价亦不贵。辨别之法，须先看皮色筋味，如皮皱粗色黄而厚，内多白膜，味反甜带辛者，乃乳柑皮也，只堪点茶，不堪入药；皮极厚而泡松，纹极细而色黄，内多膜无筋，味甜多辛少者，乃柚子皮也，性忌冷服；纹细，色红润而皮薄，多有筋脉，味苦辛，入口芳香者，乃真化州橘红也。”清代沈穆《本草洞诠》卷六：“……此乃日用所须，今人多以柑柚皮乱之。橘皮气温，柑柚皮气冷，柑皮尤可，柚皮则悬绝矣。”郑肖岩辑著、曹炳章增订的《增订伪药条辨》载“皆属柚皮之类。然用于寒痰、湿痰病尚效”，表明化州柚皮虽属柚皮，是同一个种，但化州柚皮对治疗寒痰、湿痰有效，化州柚的药性与普通柚应不同；以上说明柑、柚皮不可代替橘皮、化州柚皮使用的原因是两者药性不同，前者性寒，后者性温，不可混用。

第五节

典籍记载

化橘红的医药古籍记载主要集中在明清时期，以清朝居多。化橘红医药典籍记载详见表1-4。

表1-4　历代医药类典籍有关化橘红的记载

时间	出处	作者	收载条目	备注
明朝	《普济方》（永乐四年，1406年）	朱橚等	化橘红	书中“阿胶饮子”中有1味药是化橘红。此为化橘红最早的文字记载
清朝	《本经逢原》（康熙三十四年，1695年）	张璐	柑	“柑皮产广东化州者最胜。”有学者认为此处的柑皮很可能是指化州橘红，因康熙九年（1670年）及其后的《化州志》均未见柑皮入药，即便入药，亦并不特殊，不可能有“最胜”的声誉
	《幼幼集成》（乾隆十五年，1750年）	陈复正	化橘红	书中共有2个药方“调元散”和“茱萸内消丸”含有化橘红
	《本草从新》（乾隆二十二年，1757年）	吴仪洛	橘皮	“化州陈皮消痰甚灵，然消伐太峻，不宜轻用，况此物真者绝少，无非柚皮而已。”此处的化州陈皮应是指化橘红
	《临证指南医案》（乾隆二十九年，1764年）	叶天士	化橘红、化州橘红	书中有4个药方含有化橘红，用于治疗中风、“木乘土”、疮疡等疾病
	《本草纲目拾遗》（乾隆三十年，1765年）	赵学敏	化州橘红	该书首次将“化州橘红”正式立目单独分出。赵学敏广泛收集当时关于化州橘红的记述，内容涉及化橘红的传说、性状、真伪鉴别、性味功效、配方等，其后的本草著作多以此为基础
	《植物名实图考》（道光二十八年，1848年）	吴其濬	橘红	该书以橘红立目专指化州橘红，并附有化州柚手绘图。 “橘红产广东化州……然真者极难得。俗谓化州出滑石，树生石间，故化痰有殊功，赝者皆以柚皮就化州作之……而化州所产则形状殊非橘也。”

续表

时间	出处	作者	收载条目	备注
民国	《增订伪药条辨》（1928年）	曹炳章	化橘红	“近今通行有黄色、绿色两种，均七歧对折，质薄有毛，黄色较绿色尤贵，虽非真品，皆属柚皮之类。然用于寒痰、湿痰病尚效。”
	《药物出产辨》（1930年）	陈仁山	橘红	橘红项下记载“产广东化州，以赖家园为最，近日李家园亦可用之。其余化州属所出者，虽是不如，但仍胜于柚皮作伪者”
	《中国药学大辞典》（1935年）	陈存仁	化州橘红	书中主要收集了《本草纲目拾遗》和《增订伪药条辨》中各家论述
	《中国药物标本图影》（1935年）	陈存仁	化州橘红	收录橘红、绿毛橘红的照片
现代	《广西中药志（第二辑）》（1963年）	广西壮族自治区卫生厅	橘红、橘珠	橘红：为化州柚或柚的干燥外层果皮和部分中果皮。 橘珠：别名橘胎，为化州柚的干燥幼果。春季收集落下的幼果，干燥即成。干品呈近球形，直径4～5 cm。 书中收录了七爪、橘珠的照片
	《广东中药志（第一卷）》（1994年）	《广东中药志》编辑委员会	化州橘红、橘红胎	化州橘红：夏、秋间采收，摘取未成熟或近成熟的果实，取其外果皮和部分中果皮制成七爪、五爪。附注提到，我国药用的橘红有3种：一种为化州橘红，一种为柚皮橘红，一种为橘及其栽培变种的干燥外果皮。 橘红胎：别名橘红珠，为植物化州柚的干燥幼果。收集被风吹落的或摘取因受虫害致伤的幼果，置沸水中稍烫，晒干或烘干。干品呈大小不一的圆球形，直径1～4 cm。以个大小均匀、茸毛多者为佳。饮片炮制方法为拣除杂质，洗净，闷润，切片，晒干

续表

时间	出处	作者	收载条目	备注
现代	《全国中草药汇编（下册第二版）》（1996年）	《全国中草药汇编》编写组	橘红	橘红项下包括橘类橘红和柚类橘红两大类
	《中华本草》（1999年）	国家中医药管理局《中华本草》编委会	化橘红、橘红珠	化橘红：10—11月果实未成熟时采收……化州柚的外果皮有毛，称毛橘红；柚的外果皮无毛，称光橘红。 橘红珠：春末夏初采收落下的幼果，晒干
	《新编中药志（第二卷）》（2002年）	肖培根	化橘红	广东化州将化州柚的未成熟或近成熟的果实加工成正毛七爪（果皮绿色，被密短柔毛）、副毛七爪（果皮毛稀疏）、副毛六爪（果皮柔毛稀少），将幼小的果实（直径1～6 cm）按被毛的疏密区分为副毛橘红胎（毛稀少，果实较大，直径2～6 cm）和正毛橘红胎（果小，毛密，直径1～5.5 cm）。 书中指出，20世纪80年代实地调查发现，化州城内由于植株数较少，因而产量不大，柚的果皮亦有代用但非正品，由于化州橘红产量少，其他地区皆以柚皮加工成七爪形，也称化橘红，沿用已久
	《岳美中医案集》（2005年）	中国中医研究院	化橘红	书中共有“止咳汤”等5个药方含有化橘红
	《中药大辞典》（2006年）	南京中医药大学	化橘红、橘红珠	化橘红：10—11月果实未成熟时采收……化州柚的外果皮有毛，称毛橘红；柚的外果皮无毛，称光橘红。 橘红珠：春末夏初采收落下的幼果，晒干。干燥幼果近球形，直径4～5 cm

续表

时间	出处	作者	收载条目	备注
现代	《清宫医案集成》（2009年）	陈可冀	化橘红	据该书记载，乾隆皇帝、慈禧太后等都使用过含化橘红的药方
	《金世元中药材传统鉴别经验》（2010年）	金世元	橘红	橘红项下包括橘类橘红和柚类橘红两大类。 毛七爪：由于果实采收时间不同，如采收未成熟果实，外表皮青绿色，称“绿毛七爪”；采收近成熟果实，外表皮呈黄色，称“黄毛七爪”。如将未成熟较小的果实切成六裂，基部相连，不去内果皮，将尖头折进，压平，烘干，每10片扎成1把，称“毛六爪”。此为毛橘红中之次品。 橘红胎：幼果干燥制成

第六节

地方志记载

作为道地药材，化橘红被当地的地方志大量收载，这些地方志的涉及面非常广泛，除药效、价值、辨伪、土壤、气候、种护、采集、加工、上贡、产地及标图外，还有大量歌颂化橘红的艺文，一味药材在地方志中舍得如此花费篇幅，足见化橘红在当时享有的盛誉。地方志有关化橘红的记载见表1-5。

表1-5 地方志有关化橘红的记载

出处	备注
康熙十四年（1675年）《广东通志》	该志卷二十二“物产”中“高州府药”之属内收载有“橘红”，该卷“物产”之后有一段论述：“粤中虽称沃壤，然风土浅薄赋质柔脆，人物同之，至于灵奇珍异，物亦独擅其美者，若罗浮之蝴蝶……化州之橘红……”可见清初化州橘红已很有声誉

续表

出处	备注
乾隆十三年（1748年）《化州志》	首次在县志《化州志》收载化州橘红，并说明其药效，曰："化州药属凡得四十有一，皆非道地材，惟橘红最为佳品，其种二，有红、白瓤之分，即柚也，岐黄家用以利气化痰，功倍他药。"
光绪十六年（1890年）《化州志》	该志卷二"物产"记载："（化橘红）其实非橘，皮厚肉酸，不中食。其皮厘为五片、七片，不可成双。治痰症如神，每片真者可值一金……化州橘红赝者多而真者难得，今广东柑橘橙柚之皮皆充。"

岭南佳药

第二章

CHAPTER 2

生药学研究

药用部分

加工炮制

品种品系

育苗定植

种植管理

道地性

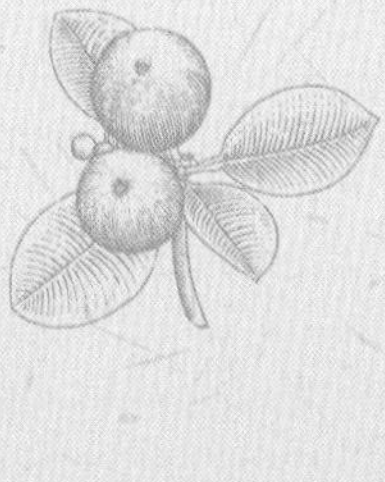

化橘红是芸香科植物化州柚*Citrus grandis*‘Tomentosa’或柚*Citrus grandis*（L.）Osbeck的未成熟或近成熟的干燥外层果皮。前者习称“毛橘红”，后者习称“光七爪”“光五爪”。另有新增药用部位化州柚幼果，现已列入《广东省中药材标准》，名为化橘红胎（化橘红珠），是芸香科植物化州柚*Citrus grandis*‘Tomentosa’的干燥幼果。

第一节

药用部分

化橘红整个花果期都可采收，若采收早，则产量低，但皮厚、茸毛多，香气浓厚，药用价值高；若采收迟，则果瓤膨大，果皮变薄、茸毛少，品质下降，但产量提高，故应根据用途适时采收。采摘时要注意用手轻摘、轻放、轻运，减少机械损伤，保持化橘红果表面茸毛的完整，并及时进行加工。

化橘红的药用部分有外层果皮、幼果、花，其采收、加工的时间与方式均不相同，另外化橘红的采收、加工与炮制方法从古至今不断演变。

一、外果皮

《中国药典》2020年版记载：化橘红夏季果实未成熟时采收，置沸水中略烫后，将果皮割成5或7瓣，除去果瓤和部分中果皮，压制成形，干燥。临用时切制成丝、块，以便于调剂。纵观历版《中国药典》中关于橘红、化橘红的记载可知，其采收、加工方法基本沿用1963年版《中国药典》所述，如表2-1所示。

表2-1 历版《中国药典》橘红类药材采收、加工沿革

版本	药材名称	采收时间	加工方法	基原
1963年版	橘红	10月以后采摘成熟鲜橘	取外层果皮，晒干或阴干	柑橘
		夏季采摘未成熟果实	先投入沸水中，即捞出，将皮割成5～7瓣，除去果瓤及内面部分白色的中果皮后晒干或焙干，再以水润透，对折用木板压平，再焙干	化州柚或柚
1977年版	橘红	夏季采摘未成熟果实	置沸水中略烫后，将果皮割成5瓣或7瓣，除去果瓤及部分中果皮，压制成形，干燥	化州柚或柚
1985年版至2020年版	橘红	秋末冬初果实成熟后采摘	用刀削下外果皮，晒干或阴干	橘及其栽培变种
	化橘红	夏季果实未成熟时采摘	置沸水中略烫后，将果皮割成5或7瓣，除去果瓤及部分中果皮，压制成形，干燥	化州柚或柚

二、幼果

（1）《广东省中药材标准》记载：春末夏初果实未成熟时采收，杀青，干燥；或杀青后压制成圆柱形，干燥；或杀青后纵切为2瓣或4瓣，干燥；或切片，杀青，干燥。经过时代的变迁，近成熟化州柚鲜果加工成的“毛五爪”“毛七爪”现已难觅踪影。民间一直习用1984年版《广东省中药炮制规范》收载的化橘红胎果与其切片、切丝品种。在临床中发现化橘红胎果及其鲜切片的止咳化痰之效优，尤胜于“毛五爪”或“毛七爪”入药。临床常将其用于治疗咳嗽痰多、呕恶痞闷。

（2）落果：每年4—5月收集疏果或刚脱落的幼果，加工生产成化橘红珠。将幼果置沸水中烫片刻，干燥。以大小均匀、茸毛多者为佳。

三、花

每年2—3月开花期间，收集疏花或在树冠底下铺上薄膜收集生理落花，直接晒干或烘干，加工成化橘红花茶，以花朵完整、香气浓郁、色黄者为佳。

第二节 加工炮制

一、加工炮制方法文献记载

化橘红的采收、加工与炮制方法的历史也是在橘红的基础上发展起来的。本节在王孝涛先生提出的“中药采制控质论”的指导下探析橘红和化橘红采收、加工与炮制方法的历史沿革。

在采收时间上，宋代陈衍《宝庆本草折衷》载：“橘皮，一名陈皮，一名黄橘皮，一名陈橘皮。去白瓤者，名橘红……十月采……以霜后黄时收皮停久者，为陈橘皮……”首次指出橘皮去白瓤者为橘红，则橘红原植物的采收季节应与橘皮相同，书中引用了前人的本草诸说，可知橘皮为十月或霜后黄熟时采收，至现代历版《中国药典》中将橘红的采收时间由“10月以后采摘成熟鲜橘”规范为“秋末冬初果实成熟后采摘”。明代《本草品汇精要》柚项下：“【采】十月取实……【用】皮……”可知柚皮的采收期为十月。清代《橘中人语》：“……余于庚辰十一月过化州，知赖园之橘可买，也命仆人入园访老树，赖叟曰：老橘卖已尽，惟零丁数枚耳，即以数千钱摘之……”可推测清朝时期化州橘红应大致在十一月以前采收。清代章穆《调疾饮食辨》：“……且今富贵家所尚橘红，云化州所出名化红……”其中“化红”的“红”字表明清朝时期所用化橘红采自成熟果实。1948年黄绍华《橘红之培植与收取》记载：“橘红为化州特产，形似橙但色青，外皮且有白毛……橘树春日开花，夏天即可采其实……”首次记载了化橘红（来源于化州柚）的采收季节为夏季，标志着化橘红的采收季节发生转变，至1963年版《中国药典》正式将化州柚与柚的采收时间规范为“夏季采摘未成熟果实”。

在加工方法上，橘红的采收、加工方法最早见于宋代苏颂《本草图经》：“……收之并去肉，暴干。黄橘以陈久者入药良。”明代许希周《药性粗评》：“橘子皮……凡采获，去瓤，刮去白膜，日干，收贮。”清代《本草述》陈橘皮项下：“……去白时不可浸于水中，止以滚汤手蘸三次，轻轻刮去白，要极净。（蘸，音站，以物淬水，谓以物内水中便出也。淬，音萃。）”宋以前，中药材的产地加工与中药饮片炮制方法划分不明确，前者长期未得到行业重视，无系统的文字著作和理论创新，后者则日益发展成熟，在此历史背景下，橘红的产地、加工方法在宋以前的古籍中未见单独记载，直至明清时期才开始有较为详细的橘红加工工艺描述，如《本草述》中“去白”强调“蘸”和“极净”，这与该时期药行、药商的规模化发展日渐成熟，中药产地加工与炮制逐渐成为独立行业有关。清代赵学敏《本草纲目拾遗》中引《识药辨微》云：“化橘红近日广中来者，皆单片成束，作象眼块，或三十五十片，两头以红绳扎之，成一把……又有一种为世所重，每个五片如爪，中用化州印，名五爪橘红……较掌片为佳……每一个七破，反摺作七歧，晒干，气甚香烈。”1933年《调查化州特产之橘红报告》述：“‘湿卖’者即由树上摘下生卖……‘干卖’者，当风雨时，摭集摇落稚橘，而干晒之，小大不分，如拇如拳……‘壳卖’即是‘橘红皮’，剖壳若星角，芒端略屈，压晒而干之……”清朝化州橘红成为朝廷贡品，由于其道地性突出，化州形成了一定规模的化州橘红种植地，并出现象眼块、五爪、掌片、七爪等商品规格及相应的加工介绍。至民国以后，相关文献对不同规格化州橘红的加工工艺进行了更为详细的描述。1993年《化州橘红志》载：“【橘红皮加工】每年农历五月摘取青熟果，置80 ℃的温水烫5分钟左右，捞起晾干或每50公斤（千克）用硫黄100克熏后，用薄利刀将其分制为七爪（七星状），然后剥出心室，按传统、现代、出口3种不同规格分别加工。”书中描述传统的橘红片需剖出心室的皮，再削除果内肉（即瓤）。现代的橘红皮只需要去掉心室即可，而用于出口的橘红皮则需取出心室后铲净果内肉至见油室，可知去除果皮内瓤的程度由高到低依次为：出口商品 > 传统商品 > 现代商品。另外，书中还描述了化橘红幼果的加工及化橘红胎的工艺加工方法："【橘红果加工】每年农历三至四月间，捡取脱落的幼果，或在农历五月采摘青熟果加工时，将不符合加工橘红皮的小果，置沸水中烫10分钟，取出烘干或晒干……【橘红胎工艺加工】取直径5 ~ 6 cm大小的橘红幼果，晒至六成干，亦可全干燥加水润透，以木槌轻打至有弹性，碾成圆柱形，两端打压成平面，阴干或烘干。"

在炮制方法上，《雷公炮炙论》中橘皮项下记载："凡修事，须去白膜一重，细锉，用鲤鱼皮裹一宿，至明，出，用。其橘皮，年深者最妙。"书中所描述的去除白膜后的橘皮符合《中国药典》2020年版中对橘红的描述，由此可知橘类橘红的炮制工艺最早可追溯到南北朝时期，当时使用了鲤鱼皮制的炮制手段。宋元时期新增焙、炒橘红及盐橘红，明清时期盐橘红成为最常见的橘红炮制品，约占明清时期橘红炮制品的一半，其次是蜜炙橘红，该时期，橘红的炮制工艺也得到了极大的丰富，新增蜜制、土制、姜制、白矾制等辅料制法，另还新增蒸制法。现代橘红、化橘红继续沿用清炒、盐制、蜜制的炮制方法，土制、姜制、白矾制等炮制方法已较为少见。目前，蜜炙法是化橘红最常见的炮制方法，林青华等运用高效液相色谱法（HPLC），以柚皮苷及野漆树苷为指标，建立了蜜炙化橘红的质量标准。橘红、化橘红历代炮制法见表2-2，化橘红现代炮制工艺见表2-3。总体而言，橘红、化橘红的炮制方法大体经历了从火制到水制、再到水火共制的发展历程。

表2-2　橘红、化橘红历代炮制法

时间	典籍	炮制法
南北朝	《雷公炮炙论》	鲤鱼皮制
宋	《外科精要》	焙
	《严氏济生方》	清炒

续表

时间	典籍	炮制法
元	《丹溪心法》	以水化盐，拌令得所，煮干焙燥
明	《摄生众妙方》	以水化盐拌匀，以水煮干，为末
	《万病回春》	盐水洗，去白
	《医学入门》	入下焦用盐水浸，童便浸晒
	《丹溪心法附余》	灶心土炒
	《赤水玄珠》	陈壁土炒；明矾炒香，去矾不用
	《丹台玉案》	姜汁拌晒
	《先醒斋医学广笔记》	盐水润过
清	《张氏医通》	清炒
	《冯氏锦囊秘录》	盐汤泡、盐水泡
	《归砚录》	盐水炒
	《柳选四家医案》	盐水炒
	《杂病源流犀烛》	盐水洗、盐水炒
	《临证指南医案》	盐水炒；蜜炙、蜜炒、蜜水炒
	《张聿青医案》	炙橘红；盐水炒、盐水炙；蜜炙
	《通俗伤寒论》	蜜炙
	《傅青主女科》	姜汁洗
	《随息居重订霍乱论（四卷）》	略蒸
民国	《感证辑要》	蜜炙
现代	《雷公炮炙论通解》	盐水润；蜜炒

表2-3 化橘红现代炮制工艺

收载出处	饮片名称	制法简述
《中国药典》2020年版	化橘红	除去杂质，洗净，闷润，切丝或块，晒干
《辽宁省中药饮片炮制规范》（1962年版）	化橘红	刷净灰尘杂质，用时掰碎
《吉林省中药饮片炮制标准》（1986年版）	化橘红	除去杂质，去灰。用时剪成小块

续表

收载出处	饮片名称	制法简述
《全国中药炮制规范》（1988年版）	化橘红（橘红）	取原药材，除去杂质，刷去灰，用时掰碎或洗净，闷润，切丝或块，晒干
《福建省中药饮片炮制规范》（2011年版）	化橘红	除去杂质，洗净，润软，切丝，晒干
	盐化橘红	取化橘红丝，照盐水炙法至盐水吸干后，蒸2小时，取出晒干
	蜜化橘红	取化橘红丝，照蜜炙法炒至不粘手
《江苏省中药饮片炮制规范》（2002年版）	化橘红	取原药材，除去杂质，抢水洗净；或喷水润软，切丝或块，低温干燥
《贵州省中药饮片炮制规范》（2005年版）	化橘红	取原药材，除去杂质，洗净，闷润，切丝或块，晒干
《重庆市中药饮片炮制规范及标准》（2006年版）	化橘红	除去杂质，洗净，闷润，切丝或块，晒干
《广西壮族自治区中药饮片炮制规范》（2007年版）	化橘红	除去杂质，洗净，闷润，切丝或块，晒干，筛去灰屑
《北京市中药饮片炮制规范》（2008年版）	化橘红	取原药材，除去杂质，或取原药材，除去杂质，洗净，闷润6～8小时，至内外湿度一致，切窄丝，干燥，筛去碎屑。或取原药材，除去杂质，加工成块
《北京市中药饮片炮制规范》（2023年版）	盐化橘红	取净化橘红丝或块，喷入盐水，稍润，置锅内，用文火炒至颜色加深，取出，晾凉。每100 kg净化橘红丝或块，用食盐2 kg
《江西省中药饮片炮制规范》（2008年版）	化橘红	除去杂质，洗净，闷润，切丝或块，低温干燥
《湖北省中药饮片炮制规范》（2009年版）	化橘红	除去杂质，洗净，闷润，切丝或块，晒干
《湖南省中药饮片炮制规范》（2010年版）	化橘红	取原药材，洗净，闷润，切丝或块，晒干
《黑龙江省中药饮片炮制规范及标准》（2012年版）	化橘红饮片	取原药材，除去杂质，洗净，闷润，切丝或块，晒干

续表

收载出处	饮片名称	制法简述
《贵州省中药、民族药饮片标准》（2013年版）	化橘红饮片（破壁）	取化橘红药材，净选、洗润、切药、灭菌、干燥、粗粉碎、超微粉碎成破壁粉体，混匀，分装
《浙江省中药炮制规范》（2015年版）	化橘红	取原药，除去杂质，抢水洗净，略润，切丝或块，低温干燥
	蜜化橘红	取化橘红饮片，照蜜炙法炒至不粘手时，取出，摊凉（每化橘红100 kg，用炼蜜30 kg）
《上海市中药饮片炮制规范》（2018年版）	化橘红	将药材除去杂质，快洗，润透，切细丝或方块，晒或低温干燥，筛去灰屑
	蜜炙化橘红	取化橘红，照蜜炙法炒至蜜汁吸尽，不粘手为度（每化橘红100 kg，用炼蜜20 kg）
《安徽省中药饮片炮制规范》（2019年版）	化橘红	取原药材，除去杂质，抢水洗净，或喷水润软，切丝或块，低温干燥，筛去碎屑
《陕西省中药饮片标准（第二册）》（2009年版）	化橘红	取药材化橘红，除去杂质，洗净，润透，切丝或块，低温干燥
《天津市中药饮片炮制规范》（2022年版）	化橘红（盐化橘红）	取净化橘红，喷入盐水，稍润，置锅内，用文火炒至颜色加深，取出，晾凉（每化橘红100 kg，用盐2 kg）
《山西省中药饮片炮制规范（第三批）》（2023年版）	化橘红	除去杂质，用时掰碎
《广东省中药材标准》（2019年版）	化橘红胎（化橘红珠）	类圆片状者除去杂质；未切片者洗净，闷润，切片、切丝或切块，干燥

总体而言，宋以前，橘红产地加工工艺由于受到行业发展限制，无系统的文献记述，直至宋代苏颂《本草图经》才首现橘红采收、加工方法的文字记载。随着明清以后药商行规模化，本草文献对橘红、化橘红加工方法的描述更为具体，橘类橘红要求去白需极净，而化州橘红则出现不同规格的产品，包括七爪、五爪、象眼块等，标志着化橘红药材的产地加工成为独立行业，相比橘类橘红，国内市售的化橘红去瓤程度降低，只需去掉部分中果皮即可，这或与化橘红中果皮较厚、去除工艺烦琐有关。至民国

后，出现用于出口的化州柚外果皮及化州柚幼果、化橘红胎的加工工艺。橘红的炮制工艺最早可追溯至南北朝时期，从古至今大体经历了从火制到水制、再到水火共制的炮制进程。橘红最早以鲤鱼皮制，从《普济方》卷六十四可知鲤鱼皮具有消骨鲠的作用，而在橘红功效的演变历史中，橘红最早于唐朝时用于“治卒食噎”，可推测早期橘红以鲤鱼皮制的目的可能是增强橘红治鱼骨哽噎的作用。宋元时期新增焙、炒橘红及盐橘红，明清时期则新增蜜制、土制、姜制、白矾制的辅料制法，现代炮制规范中橘红仅延续了盐制、蜜制的炮制方法，化橘红则延续清炒与蜜炙法。盐橘红是本草文献中记载最多的橘红炮制品，明代薛己《本草约言》：“陈皮……去白入手太阴经。盐炒者最能降气。”说明盐炒可增强橘红下气消痰的功效，引药下行。盐制化橘红则较为少见，这可能是由于道地的化橘红本身理气消痰的能力极强，无须以盐辅助下气。《雷公炮炙论通解》与叶定江、原思通主编的《中药炮制学辞典》解释了蜜炙橘红、化橘红可增强润肺之功，橘红归肺、脾二经，可宽中理脾，使用土炒法可加强其补脾和胃的功能。此外，橘红还兼有发汗解表作用，而姜汁可发散还可温散，现代药理学也表明姜汁可有效促进血液循环，增加汗腺分泌以至发汗，作为辅料炮制可与橘红解表功能起协同作用。白矾即明矾，主含硫酸铝钾复盐，味酸涩，性寒，可收敛止血，祛风痰，在炮制过程中还能起防腐作用，明代《赤水玄珠》用明矾炒广橘红治痰稠壅盛、体肥实而喘者，推测用明矾炒可中和化橘红的辛温之性，并增强化痰功效。橘红因其味辛，不宜单服、久服，而化橘红之性则更为峻烈，炒制可降低药物的辛散峻烈之性。蜜炙法除上述可增强橘红、化橘红的润肺之功外，同时还可使峻药不急下行，毒药不伤肠胃，发挥增效减毒的作用，对于消伐太峻的道地化橘红来说，炒制、蜜制对其应用有重要意义。

二、加工炮制方法现代研究

当代研究者们对化橘红的产地加工进行了工艺优化，黄兰珍等以化橘红外观色泽、香味及柚皮苷含量为指标（HPLC测定），考察静电干燥、真空热干、烘干及自然干4种干燥方法对中药原药材的影响，结果表明静电干燥法要明显优于另外3种干燥方法。伍柏坚等通过均匀设计对毛橘红的烫煮时间、水温、干燥温度及时间进行数据回归建模，考察4个因素对毛橘红质量的影响，优选出的毛橘红最佳烫煮工艺条件为：在80 ℃的水温下烫煮1分钟，并在温度为70 ℃下干燥80小时。

现代有研究者对化橘红药材的软化及干燥工艺进行优化，有利于化橘红饮片的炮制标准规范化。徐小飞通过综合评分比较闷润法、蒸汽温润法、减压水润法，优选化橘红最佳的软化工艺，并运用多指标综合比较恒温干燥法、真空干燥法及微波干燥法，优选出化橘红最佳的干燥方法，最终选择蒸汽温润法、微波干燥法分别作为最佳软化法和干燥法。

现代化橘红加工炮制工艺研究主要集中于其干燥、软化及烫煮工艺，而对蜜炙化橘红等常用炮制品的炮制机制、工艺优化，有待进一步研究。

第三节 品种品系

据《中国药典》2020年版，化橘红有化州柚*Citrus grandis* 'Tomentosa' 和柚*Citrus grandis*（L.）Osbeck 2个植物来源，另外，文献指出，目前柚的品种（传统品种和新品种）有200个以上，且柚类植物受产地、繁殖方式的影响，容易发生遗传变异，所以化橘红原药材质量差异大，市售化橘红饮片质量参差。

一、基原考证

廖弈秋等首次从植物分类学角度阐明化橘红的基原。《中国药典》2020年版将化橘红原植物来源分为化州柚与柚。根据《中国植物志》，柚为芸香科柑橘属植物，拉丁学名为*Citrus maxima*（Burm.）Merr.，《中国药典》2020年版记载柚的拉丁学名为*Citrus grandis*（L.）Osbeck。化州柚为柚的栽培变种，拉丁学名应当为*Citrus maxima*（Burm.）Merr. cv. Tomentosa。在植物分类等级上，化州柚与柚非并列关系。

根据定义，人们将在自然生态系统中所有非人为控制环境下生存的生物种类称为野生种；经由人工栽培后驯化产生的植物种类称为栽培变种（也称“品种”），在分类等级上归于种之下。化州柚为柚的栽培变种，应归于柚种等级之下。但柚*Citrus maxima*（Burm.）Merr.目前仍未发现野生种，作为柑橘属下“种”概念，其分类学地位曾一度被质疑，这可能是人们误将化州柚和柚并列为同一品种的原因。半个多世纪以来，有2个主流学派涉及柑橘属的分类研究：斯温格尔（Swingle）学派和以田中长三郎为代表的学派。Swingle学派认为：从系统发生的观点而论，接枝、芽变、突变等行营养繁殖的植物，充其量只能认为是栽培品种，不是系统分类学概念的种。其将柑橘属分为2个亚属：大翼橙亚属Subgenus *Papeda*和柑橘亚属Subgenus *Citrus*。其中，柑橘亚属包括柑橘*Citrus reticulata* Blanco、柚*Citrus grandis*（L.）Osbeck等10个种。Swingle学派认为柚主要分布于东南亚、马来群岛及广大亚热带地区，在柚之下未有描述变种或杂交种。

田中长三郎则认为突变是柑橘属新种形成的主因，且柑橘属植物的基因中心是在印度东北部；柚起源分为内陆性系统和海洋性系统。内陆性柚是原始的，经印度传入东南亚，并形成较为进化的海洋性柚。而且，田中长三郎对柚原产于中国这一点提出异议，认为中国古代的柚其实指的是香橙*Citrus* × *junos* Sieb. ex Tanaka，中国不过是柚的“次生基因中心”。

但根据我国古籍的记载，田中长三郎的说法存在问题，我国很早便有柚的栽培史记载。我国最早解释词义的专著《尔雅·释木》记载有“櫠，椵”。东晋著名学者郭璞对其注解为“柚属也，子大如盂，皮厚二三寸，中似枳，食之少味”。故中国古代所说的“柚”，正是如今所指的“柚”，而非香橙。

不过，田中长三郎将柚的起源分内陆性系统及海洋性系统的观点，得到了部分学者的支持。叶荫民认为中国内陆性柚多样化中心位于秦岭、长江中游以南和南岭一带，包括四川、湖北、湖南等地。而海洋性柚品系的多样化中心分布在福建、广东的沿海地区和台湾。他认为化州橘红（即化州柚）正是海洋性系统的代表品种之一，是经过人工栽培选育而得来的。

此外，为了证明柚种的地位，我国学者作出了巨大贡献。张太平等通过对柑橘亚属柚的主要品种和新发现的大翼橙亚属野生近缘种云南红河橙 *Citrus hongheensis* Ye et al.进行遗传关系研究，发现两者种内集合良好，种间分异明显。由于大翼橙类被认为是柑橘属最原始的类型，因此该遗传研究结果有力地支持了柚的种的地位。

柑橘属植物本身栽培历史悠久，种间、种内杂交极其普遍。根据不完全统计，光柚的品种（包括传统品种及新品种）就有200个以上。这些通过基因突变、多倍体育种或是杂交形成的新种或新栽培品种，使整个柑橘属内的植物分类关系复杂化，因此也有人试图将柚的栽培品种上升到种的地位。

针对柑橘属分类问题，《中国植物志》选用Swingle系统，并作增订，主要观点有：a. 野生性状强的视为种的等级。b. 对种的划分依据，着重基本形态，至于有表征区分的类群，认为是种下等级的性状。据此栽培种包容了大量的品种品系。c. 有些疑为杂交起源的种，由于多个原因，如已具有惯用名，仍被保留作为分类学上的种的等级，避免名称反复更换而带来的麻烦与混乱。由此目前学者普遍承认，柚*Citrus maxima*（Burm.）Merr.具有种的地位，并与香橼*Citrus medica* L.、柑橘*Citrus reticulata* Blanco并列成为柑橘属*Citrus* L.下分布最广泛的三大基本种。

综上，根据化橘红的历史沿革及栽培史记载，《中国植物志》将化州柚定义为柚的栽培变种，在分类学等级上归于柚种下一级。除具有柚的一般植物学特征之外，化州柚还具有“果被柔毛，果皮比柚的其他品种厚”（“毛橘红”名字的由来）的特异性特征。《中国药典》2020年版化橘红项下“为芸香科植物化州柚*Citrus grandis*‘Tomentosa’或柚*Citrus grandis*（L.）Osbeck的未成熟或近成熟的干燥外层果皮”将化州柚与柚两者并列的写法，实则是采用了旧的分类观念。

二、基原植物形态

化州柚植物形态：常绿乔木，高4～8 m。嫩枝、叶背面、花梗、花萼和子房均密被茸毛，嫩枝压扁且微有纵棱，带微小针刺。单身复叶，互生，嫩叶常暗紫红色，成长叶厚实，深绿色，椭圆形至阔卵形，长6～12 cm，宽3～6 cm，顶端微凹，基部圆，叶缘浅波状，羽叶倒心形，长2～3 cm，宽2.5～3.0 cm。花春季开放，白色，极香，单生叶腋或组成腋生总状花序，花萼杯状，4浅裂；花瓣4枚，子房近球形，雄蕊20～25枚。柑果球形或扁球形，幼果绿色，被黄绿色茸毛，成熟时果径5～8 cm，柠檬黄色，茸毛不褪。果皮厚约2 cm，有极厚与果肉不易分离的白色海绵组织，瓤囊16瓣，味极酸。种子80粒以上，扁圆形，白色，合点浅紫色。

柚植物形态：常绿乔木，高10～15 m，柚叶基部阔圆形，边缘有圆锯齿，上面暗绿色，有光泽，下面有稀疏毛，叶质明显薄于化州柚。花雄蕊较多，为25～45枚，幼果绿色，无茸毛，柑果成熟后柠檬黄色，直径较大，外果皮光滑无毛，瓤囊10～18瓣，其他形态特征与化州柚相似。

三、化州柚不同栽培品种

经过长时间的培育，化州柚形成了不同的栽培品种，各品种间也具有一定差异，李润唐等通过植物学性状研究，分别对不同品种化州柚的植株形态及果实的外观性状进行观察，并进行描述记录，见表2-4。

表2-4　化州柚各品种间差异比较

品种	植株形态	果实形态	特点
大茶岭	树形分散，枝条下垂，叶小而薄，叶表较平整	果实球形，较小，色泽淡	大茶岭产区特有的变异品种
风尾	树形开阔，冠幅较大，叶小而薄，叶表较平整	果实球形，较小，上被短柔毛，柱头多不脱落	
黄绒果	树形集中簇立，冠幅较小，叶较为细长，先端较尖，叶片厚，叶表较平整	果实球形，较大，被较密短柔毛，毛色发黄，质地较轻	

续表

品种	植株形态	果实形态	特点
金钱脐	树形开阔，冠幅较大，叶大但较薄，叶表平整	果实球形，柔毛较稀疏，花柱脱落处有1个铜钱大小的圆环	
密叶正毛	树形直立，枝上刺较短、硬，叶椭圆形，平展，叶厚，叶尖钝，翼叶心形	花瓣数5，萼片数4，果形平肩，梨形，表面茸毛较短、较密，果肩有放射沟，果顶部柱痕下凹	早结、丰产、稳产
正毛	树形直立，枝上刺短、软，叶近棱形，叶尖钝尖，翼叶长倒卵形	花瓣数4～5，萼片数4～5，果形不正，梨形，表面茸毛长、密，果肩歪斜，果顶部印圈下凹	
黄龙	树形直立，枝上刺短、软，叶长椭圆形，叶尖钝尖，叶柄多毛，翼叶倒心形	花瓣数4～7，萼片数5～6，果形不正，扁圆形，果表面茸毛长、密，果肩凹或平，果顶部印圈下凹	颜色好
陆福	树形开阔，冠幅较大，叶子大而厚，叶表有较多褶皱	果实扁球形，较大，在花柱脱落处有较多褶皱，质地重	
副毛	树形开张，枝上刺稍长、硬，叶对称菱形，微内抱，叶尖突出微凹，翼叶倒卵形	花瓣数4，萼片数4，果梨形，表面茸毛短、稀，果短颈，柱痕微凹	
假西洋	树形较开张，枝上刺稍长、硬，叶不对称椭圆形，稍内抱，光泽度高，叶尖稍钝，突出微凹，翼叶倒心形	花瓣数4，萼片数4，果近圆形，表面茸毛较短，较密，果肩平或短颈，果顶平	

四、品种质量评价

（一）药材及饮片性状

《中国药典》2020年版对化橘红药材的描述如下：化州柚呈对折的七角或展平的五角星状，单片呈柳叶形。完整者展平后直径15～28 cm，厚0.2～0.5 cm。外表面黄绿色，密布茸毛，有皱纹及小油室；内表面黄白色或淡黄棕色，有脉络纹。质脆，易折断，断面不整齐，外缘有1列不整齐的下凹的油室，内侧稍柔而有弹性。气芳香，味苦、微辛。柚外表面黄绿色至黄棕色，无毛。

化橘红饮片常切成丝状或块状，长8 ~ 11 cm，厚0.2 ~ 0.5 cm。外表面黄绿色，密布茸毛，有皱纹及小油室；内表面黄白色或浅黄棕色，有脉络纹。质脆，易折断，断面不整齐，外缘有1列整齐的下凹的油室。气芳香，味苦、微辛。

化橘红胎药材呈近球形、圆柱形、半球形、1/4球形或类圆片状，直径不超过6 cm。表面黄绿色至墨绿色或棕褐色，密布茸毛，有皱纹及小油室；中果皮黄白色至黄棕色，有脉络纹。完整者可见先端有花柱脱落的痕迹，基部有圆形果柄的疤痕。质坚硬，不易切开，切面平整，外缘有1列不整齐的下凹的油室，内侧可见细小瓤囊，黄棕色至棕褐色；类圆片状者质硬脆，受潮后稍柔韧。气芳香，味苦、微辛。

化橘红胎饮片呈类圆形片状、不规则的丝条状或块状，有的丝或块一侧具弧形边。外表面黄绿色至墨绿色或棕褐色，密布茸毛，中果皮黄白色至黄棕色，色常呈外深内浅。片或丝质脆，易折断，断面不整齐，外缘有1列不整齐的下凹的油室；内侧可见细小瓤囊，黄棕色至棕褐色；块状者质硬。气芳香，味苦、微辛。

（二）显微鉴别

据《中国药典》2020年版，化橘红粉末暗绿色至棕色。中果皮薄壁细胞形状不规则，壁不均匀增厚，有的作连珠状或在角隅处特厚。果皮表皮细胞表面观多角形、类方形或长方形，垂周壁增厚，气孔类圆形，直径18 ~ 31 μm，副卫细胞5 ~ 7个，侧面观外被角质层，靠外方的径向壁增厚。偶见碎断的非腺毛，碎段细胞多至十数个，最宽处直径约33 μm，具壁疣或外壁光滑、内壁粗糙，胞腔内含淡黄色或棕色颗粒状物。草酸钙方晶成片或成行存在于中果皮薄壁细胞中，呈多面形、菱形、棱柱形、长方形或形状不规则，直径1 ~ 32 μm，长5 ~ 40 μm。导管为螺纹导管和网纹导管。偶见石细胞及纤维。

有研究比较毛橘红、光橘红的粉末显微特征，发现毛橘红表皮为类方形细胞，外被角质层，非腺毛由1 ~ 5个细胞构成，气孔为不定式。中果皮薄壁细胞形状不规则，密布油室，分泌细胞扁长，中果皮外侧薄壁细胞中可见草酸钙方晶，螺纹导管；光橘红表皮为多角形、类方形细胞，外被角质层，气孔类圆形不定式。中果皮细胞类圆形，外侧油室较大，可见草酸钙方晶，螺纹导管。吴孟华团队对化州柚和柚进行显微鉴定发现，化州柚非腺毛显微特征是常见的，而仅柚是偶见非腺毛甚至不见非腺毛。

据《广东省中药材标准》，化橘红胎粉末显微特征与化州柚显微特征一致，非腺毛观察情况为可见碎断非腺毛。

（三）薄层鉴别

据《中国药典》2020年版，取化橘红粉末0.5 g，加甲醇5 mL，超声处理15分钟，离心，取上清液作为供试品溶液。另取柚皮苷对照品，加甲醇制成每1 mL含1 mg的溶液，作为对照品溶液。照薄层色谱法（《中国药典》2020年版通则0502）试验，吸取上述2种溶液各2 μL，分别点于同一高效硅胶G薄层板上，以乙酸乙酯–丙酮–冰醋酸–水（8∶4∶0.3∶1）为展开剂，展开，取出，晾干，喷以5%三氯化铝乙醇溶液，在105 ℃加热1分钟，置紫外光灯（365 nm）下检视。供试品色谱中，在与对照品色谱相应的位置上，显相同颜色的荧光斑点。

据《广东省中药材标准》，取化橘红胎粉末0.5 g，加甲醇5 mL，超声处理15分钟，离心，取上清液作为供试品溶液。另取化橘红胎对照药材0.5 g，同法制成对照药材溶液；或另取化橘红胎对照提取物适量，加甲醇制成每1 mL含40 mg的溶液，摇匀，超声处理15分钟使溶解，作为对照提取物溶液。照薄层色谱法（《中国药典》2020年版通则0502）试验，吸取上述2种溶液各2 μL，分别点于同一高效硅胶G薄层板上，以乙酸乙酯–丙酮–冰乙酸–水（8∶4∶0.3∶1）为展开剂，展开，取出，晾干，喷5%三氯化铝乙醇溶液，在105 ℃加热1分钟，置紫外光灯（365 nm）下检视。供试品色谱中，在与对照药材或对照提取物色谱相应的位置上，显相同颜色的荧光斑点。

（四）理化研究

大量研究表明，不同品种化橘红的化学成分存在差异，因此，可通过理化研究区别毛橘红与光橘红，同时可通过有效成分的含量判断化橘红的质量。

林励等通过气相色谱–质谱法（GC–MS）对化州柚和柚的挥发油成分进行研究，结果发现化州柚挥发油富含γ–松油烯，而柚却检不出。陈建华等通过HPLC对化橘红的柚皮苷进行检测，结果发现毛橘红的柚皮苷含量是光橘红的1.51倍。此外，运用红外光谱、荧光光谱技术结合神经网络分析、HPLC指纹图谱结合神经网络分析、HPLC指纹图谱结合聚类分析、HPLC指纹图谱结合信息熵算法均能识别毛橘红与光橘红。

赵红英等分别采用紫外分光光度法和HPLC测定假西洋、大茶岭、凤尾、黄绒果、金钱脐、陆福6个化州柚品种的总黄酮和柚皮苷含量，发现大茶岭、凤尾2个品种的含量较其他品种高。研究人员建立了化橘红的指纹图谱，结果显示大茶岭、黄绒果、假西洋、金钱肚、凤尾、陆福6个品种相似度为0.938～0.998，各品种间存在差异，但难以通过指纹图谱判别栽培品种。魏航等利用灰色系统理论对不同栽培品种的指纹图谱进行识别，采用熵权与范数的灰色关联分析能准确识别毛橘红和光橘红，而且毛橘红不同栽培品种有较好的识别率，但由于部分品种化橘红的化学成分种类和含量十分接近，可能导致误判。

（五）分子鉴定

近年来，学者们采用多种分子标记方法对化橘红品种进行研究。陈晓颖等使用rDNA ITS序列研究化橘红及其近缘种的特征及差异。林励等利用随机扩增多态性DNA（RAPD）技术发现化州柚遗传距离与产地距离有关。多位学者使用简单重复序列（SSR）、简单重复序列间区（ISSR）分子标记方法对化橘红多种种质资源进行分子评价研究，为化橘红种质遗传多样性提供了参考，但仍未能完全将化州柚不同栽培品种进行准确区分。王浩涵等使用SCoT–PCR分子标记技术未能将各个化州柚品种很好地聚类，仅在种间实现了准确区分。赵俊生等发现21个单核苷酸多态性（SNP）位点有较好的多态性，提示了化橘红可能存在更多品系。目前对化橘红表观遗传学的研究仅局限于对不同品系化橘红的不同发育阶段的核糖核酸（RNA）甲基化及组蛋白去甲基化的分析。目前的分子研究技术已能将化州柚与其他近缘品种进行分离，但暂不能将化州柚的各个栽培品种准确归类，且暂未能揭示不同培育方式对遗传信息表达的影响。有关化橘红分子鉴定研究进展如表2-5所示。

表2-5 化橘红分子鉴定研究进展

研究方法	研究对象	研究目的	年份
rDNA ITS序列	化橘红（广州龙洞，化州），沙田柚，柑橘	研究化橘红及其近缘种的特征及差异	2007
RAPD	化州柚（包含副毛），柚，枳壳	考察产地、有性繁殖对化州柚遗传特征的影响	2008
RNA分析	化州柚	克隆获得黄酮类化合物生物合成中的功能基因	2010
	化州柚	克隆获得查耳酮合酶（即查尔酮合成酶）基因	2011
转录组学研究	化州柚“黄龙”	研究柚皮苷和野漆树苷合成调控相关基因的表达特性	2019
	化州柚和柚	获得化州柚和柚的转录组数据及黄酮类成分生物合成相关的差异表达基因	2020
SSR分子标记	化州柚种质6份（金钱副毛、副毛、正毛、密叶正毛、黄龙和假西洋），砂糖橘，琯溪蜜柚，沙田柚、强德勒柚	种质遗传多样性研究	2011
	化州柚（正毛、副毛、假西洋、凤尾），光青，琯溪蜜柚，沙田柚，鄂柑一号，早金甜橙，国庆一号，尤力克柠檬，枳，黄皮	分子评价	2013
	化州柚（密叶、黄龙、正毛、假西洋、凤尾、金钱肚、副毛）	简化基因组测序技术及SSR分子标记的开发在化州柚种质资源的研究	2019
SSR分子标记	化州柚（正毛、凤尾、假西洋、副毛、光青），琯溪蜜柚，沙田柚，柑，柠檬，甜橙，枳，黄皮	研究化州柚不同品系及柑橘属各代表种质间的亲缘关系	2019

续表

研究方法	研究对象	研究目的	年份
ISSR分子标记	化州柚（正毛、副毛），光青	鉴别正毛化橘红种苗	2018
	化州柚，橘子，柚子（干品及新鲜果实）	鉴别道地药材化州柚	2018
ISSR分子标记；DNA序列	化州柚（4个采集地），柚（4个采集地），柑橘，茶枝柑，佛手柑	化橘红及其近缘种的分子鉴定	2010
DNA条形码；ISSR分子标记	化橘红（7个产地），广陈皮（13个产地）	评价化橘红广陈皮遗传多样性	2019
DNA条形码	化橘红药材（不同产地：广东化州、重庆）	对2个地区化橘红进行质量评价	2019
SNP分子标记	化州柚（假西洋、正毛、副毛），光青	采用14个SNP位点有效鉴定化橘红不同品种	2015
SNP分子标记（HRM方法）	化州柚（正毛、副毛、假西洋、黄龙），光青，蜜柚，黄皮	品种鉴定	2016
SNP分子标记	化州柚（金钱肚、凤尾、正毛、黄龙、密叶）	分析化橘红种质资源	2021
通用引物SCoT结合SRAP；SCAR	化州柚及其近缘品种共26份	开发快速有效鉴别不同品系的方法	2019
SCoT	化州柚，黄金蜜柚，三红蜜柚，沙田柚	鉴定种内品系	2018
全基因组和转录组学研究	化州柚（产地：广东化州），柚（产地：广西百色、广西玉林）	确定3个产地化橘红的遗传关键基因	2022
组蛋白去甲基化研究	化州柚（正毛、副毛），光青（不同发育阶段直径：4 cm、6 cm、8 cm）	化州柚及柚不同生长发育阶段的表观遗传	2021
RNA甲基化研究	化州柚（不同发育阶段直径：2 cm、4 cm、6 cm、8 cm）	化州柚不同生长发育阶段的表观遗传	2022

（六）混淆品鉴别研究

《中国药典》2020年版规定，化橘红来源有柚和化州柚，因此柚和化州柚加工炮制后得到的化橘红均为正品。最常见的化橘红混淆品是橘红。

橘红与化橘红性味、归经相似，但二者药材来源、性状、显微特征、含量测定物、功效主治均有不同。化橘红又称柚皮橘红，橘红又称橘皮橘红，二者差异见表2-6。

表2-6 化橘红与橘红差异比较

比较点	化橘红	橘红
来源	芸香科植物柚或化州柚的未成熟或近成熟的干燥外层果皮	芸香科橘及其栽培变种的干燥外层果皮
性状	化州柚呈对折的七角或展平的五角星状，单片呈柳叶形。完整者展平后直径15～28 cm，厚0.2～0.5 cm。外表面黄绿色，密布茸毛，有皱纹及小油室；内表面黄白色或淡黄棕色，有脉络纹。质脆，易折断，断面不整齐，外缘有1列不整齐的下凹的油室，内侧稍柔而有弹性。气芳香，味苦、微辛。 柚外表面黄绿色至黄棕色，无毛	呈长条形或不规则薄片状，边缘皱缩向内卷曲。外表面黄棕色或橙红色，存放后呈棕褐色，密布黄白色突起或下凹的油室。内表面黄白色，密布凹下透光小圆点。质脆易碎。气芳香，味微苦、麻
显微特征	本品粉末暗绿色至棕色。果皮表皮细胞表面观多角形、类方形或长方形，垂周壁增厚，气孔类圆形，直径18～31 μm，副卫细胞5～7个，侧面观外被角质层，靠外方的径向壁增厚。偶见碎断的非腺毛，草酸钙方晶成片或成行存在于中果皮薄壁细胞中，导管为螺纹和网纹。偶见石细胞及纤维	粉末淡黄棕色。果皮表皮细胞表面观多角形、类方形或长方形，垂周壁增厚，气孔类圆形，直径18～26 μm，副卫细胞不清晰；侧面观外被角质层，径向壁的外侧增厚。油室碎片的外围薄壁细胞壁微增厚
含量测定物	柚皮苷	橙皮苷
功效主治	化痰，理气，健胃，消食。治胸中痰滞，咳嗽气喘，呕吐呃逆，饮食积滞	消痰，利气，宽中，散结。治风寒痰嗽，恶心，吐水，胸痛胀闷

第四节

育苗定植

化橘红种植的建园需选择水源、光照充足的地方，坡度在30°以下，土壤层相对深厚、肥沃、疏松，并具有较优的排水性能。应在园区内设计出主路、支路等，方便后期运输和管理，如果在山坡上建园，则需将其设计成宽约3 m的等高梯田，在其内侧开垦竹节沟，果树的行距约为5 m × 6 m，每667 m^2植树22棵，在表带位置开挖约为80 cm × 80 cm × 80 cm的栽种穴，将表土与底土各放一边，暴晒1个月左右回穴，将表土混土杂肥25 kg、石灰0.5 kg填入穴的底部，然后将底土与腐熟禽畜粪25 kg、过磷酸钙1 kg充分拌匀后填入穴的中上部，做成高出地面15 ~ 20 cm的土墩，待松土坐实后种植。《地理标志产品　化橘红》（DB4409/T 06—2019）规定，化橘红种植密度为每公顷330株以下（1 hm^2=10 000 m^2）。

目前化橘红常见的育苗方式有3种，分别是圈枝（又称压条）育苗、实生育苗和嫁接育苗。

圈枝育苗即在2—4月或7—9月，选择长势旺盛、丰产稳产、无虫害且径粗1.5 ~ 3 cm的化橘红枝条，在距离下部分枝10 ~ 12 cm处环割2刀，深达木质部，2道割口相距约3 cm，在其间纵切1刀，将2道割口之间的皮剥除，刮净附在木质部表面的形成层或裸露数日。再将浸透水的稻草放在用黏土、骨粉制成的泥浆中充分搓揉，以上圈口为中心，用稻草泥条从圈枝口下端缠绕而上，并拉紧泥条，使其紧贴枝条不松动，做成中间大、两端小的椭圆形泥团，并抹平泥团表面。然后用薄膜将泥团全部包扎密实，两端用包装带扎紧，防止水分散失，保持湿润，以利于促进生根。待割口长出第3次根后，泥团细根密布，即可把苗从母树上剪下移植，剪下后随即短截枝条，剪去大部分枝叶，只留2 ~ 3片老复叶。圈枝育种能最大限度地保留母树的优良性状，且该方法具有操作简单、成苗快、结果早的优点。但圈枝育苗的树苗根系浅，抗风能力较弱。

实生育苗即用成熟的化橘红种子直接培育成植株。该培育方法能得到根系发达的树苗，但化橘红品系繁多，有性繁殖易造成品种间遗传信息交流，不利于品种稳定。

嫁接育苗即选择与化州柚有一定亲和力的实生苗做砧木，选择具有优良性状、丰产稳定、无病虫害的化橘红树梢做接穗，采用枝接或芽接的方法将接穗嫁接到砧木上，使2个部分长成1个完整植株。有研究人员将嫁接育苗分为高接换种和低接换种2种，高接换种最佳嫁接时间为3—5月或9—10月，砧木高度以60 ~ 100 cm为好，一般10年以下树龄接4 ~ 7个穗，10年以上树龄接8 ~ 12个穗；低接换种则需锯树至20 ~ 30 cm，除去院内杂草、杂木，为每株化橘红选留健康的砧枝，在3—5月时进行嫁接。嫁接后应及时抹除砧木上的阴芽，促进接穗早发芽，同时加强苗圃管理。嫁接育苗结合了圈枝育苗和实生育苗的优势，既能使种苗有强壮的根系，也能保证化橘红品种优良。有研究人员对砧木种类进行研究，结果表明，用本地柚作为砧木，得到的化橘红总黄酮含量、柚皮苷含量、野漆树苷含量皆比沙田柚砧木、枳壳砧木高。

除以上3种常用的育苗方式外，近年还出现了茎尖微芽嫁接技术和组织培养技术。徐雪荣等对茎尖微芽嫁接技术进行研究，比较了不同砧木、不同生长调节剂处理、不同接穗处理方法、不同培养基配方及不同砧木苗龄对成活率的影响，得到了较优的技术条件，成功培养出嫁接苗。洪磊等用化橘红成年态茎段进行组织培养，解决了成年态茎段材料组织培养易受污染的问题，成功诱导化橘红腋芽萌发、生长，在培养基中培育成苗，但试管苗培养60天也未出现生根迹象。茎尖微芽嫁接技术和组织培养技术仍处于研究阶段，依然有许多需解决的技术问题，暂未广泛应用。

第五节

种植管理

一、幼年树管理

（一）施肥

为促进幼年树（1 ~ 3年）发新梢，壮大树冠，应做到一梢两肥，即新梢芽萌动及新梢转绿时各施肥1次。施肥应以有机肥料为主，化学肥料为辅；以氮肥为主，磷肥、钾肥、微量元素等肥料配合使用；应遵循勤施薄施的原则。树苗定植后靠淋水促进第1次抽梢，待新梢转成熟后开始施肥，随着树体生长，适当加大施肥量。待幼树长至2 ~ 3年，可开挖浅沟进行施肥。应注意旱季及时浇灌，雨季及时疏水。

（二）修剪

幼树发新梢后，应均匀地选择数个健壮新枝作为主枝，去除其余新枝，待主枝生长至25 ~ 30 cm，进行人工打顶，促进新枝成熟及分枝生长，再从每个主枝中选留数个强壮的分枝，待分枝生长至25 cm左右再打顶，以此类推，构建强大的树形骨架。此外，还需适时调整树形生长角度，修剪枯枝、病枝、过密枝、过弱枝，从而形成健壮的树冠。

（三）中耕除草

幼年树一般每年除草3次，分别在2—3月、5—6月、10—11月，其中，2—3月、5—6月进行浅中耕除草，10—11月进行深中耕除草，近树干处应浅耕，避免伤及根系。

二、结果树管理

（一）施肥

结果树施肥可分为花前肥、壮果肥、促梢肥。花前肥在大寒至立春前1次施下，应以有机肥料为主，能促使花穗抽生和提高坐果率。壮果肥在谢花后分1～2次施下，以钾肥为主，有保果、壮果的作用。促梢肥在采果后施下，应以氮肥为主，可令果树尽快恢复生长态势，为来年结果打下基础。《地理标志产品　化橘红》（DB4409/T 06—2019）规定，每生产100 kg鲜果需纯氮2.4～7.0 kg，五氧化二磷1.2～3.0 kg，氧化钾3.0～5.6 kg。

（二）修剪

结果树应在采果结束后，对枯枝、病虫枝、弱枝、密生枝、下垂枝、交叉重叠枝进行修剪。截去枯枝、病虫枝有利于果树健康生长，修剪密生枝、重叠枝能保持果树通风、透光，减少树枝病虫害的发生，截取徒长、过旺的枝条，可优化果树结构，便于采摘。适时对果树进行修剪，有助于调整营养生长和结果的关系，既能保持良好树形，也能提高产量。

（三）花果管理

为提高化橘红的产量和质量，需要在花、果时期进行适当管理。

1. 控梢促花

施肥和剪枝。采果后至秋梢萌发前，应适当施肥和修剪，有助于果树恢复树势及正常生长，积累养分进行花芽分化；约9月下旬至10月上旬，应减少水分供应，有利于树体碳水化合物的形成，及时进入花芽分化期。

断根。一般在秋梢转绿后的10月份进行。断根的方法是在滴水线位置挖深20～30 cm、宽40～50 cm的环形沟（水田果园根群较浅，应适当浅挖），切断1 cm的粗根，并让其暴晒一段时间，待叶色由浓绿变青绿时即覆土，这样才能使花芽分化的效果更理想。

环扎或环割。在秋梢老熟后的10月进行。环扎：在主干或主枝选圆滑的部位，用14号或16号铁线扎圈，并用铁钳拧紧，以树皮有水渍出现或铁线嵌入1/3为宜。环扎经20～30天后即应把铁线解松。环割：用普通电工刀或专用环割刀环割主干1圈，以割断树皮皮层，不伤木质部为宜。2种方法均有助于花芽分化。环扎或环割后如出现黄叶或过度落叶，则应及时淋水或给叶面喷水，或给叶面喷施质量分数为0.2%的尿素溶液。对长势较弱的植株则不适合进行环扎或环割。

摘除冬梢。对于11月中旬后抽出的冬梢，要用药物喷施嫩梢进行杀梢处理，或用人工方法摘除全部的冬梢。

此外，文献指出若全部摘除未成熟果，会造成树木生理机能紊乱，而如果每株果树留3～5个果，待9—10月成熟时摘除则有利于促花。

2. 疏花

疏花一般在2—3月花蕾饱满即将开放时，选择留下健康、花柄较粗壮的花蕾，其余花蕾摘去。有学者认为，疏花应进行2次，第1次在花蕾如火柴头大小时按1条结果枝挂3～5个果的原则，疏去结果枝顶端和生势较弱的花序，留下1～2个健壮的花序；第2次在第1次疏花后10～15天，当花蕾如黄豆粒大小时，疏去顶端的花和过弱的花蕾。疏花时应树势旺的多留，树势较弱的少留。适当疏花可减少开花时营养的消耗，提高坐果率。

3. 疏果

疏果一般在4月份生理落果期结束后，主要疏去病虫果、畸形果、弱果及生长过度密集的果。适当疏果可以减少树体养分的消耗，有利于化橘红的生长。

4. 保果

疏花、疏果能达到一定的保果作用，随着技术进步，越来越多的保果技术被开发应用，如环割技术、人工授粉技术、喷洒生长调节剂等。

有研究人员发现，质量分数为85%的2,4-D可湿性粉剂处理可使留果率提高206.33%，质量分数为2%的苄氨基嘌呤可溶液剂处理可使留果率提高168.65%；疏花、人工授粉、环割、喷施光合菌肥和复合营养可分别使坐果率提高114.40%、450%、63.57%、118.69%、154.35%。谢春生等则通过研究发现环割技术可显著提高坐果率。

5. 适时采收

大量研究表明，随着化橘红的果龄增加，总黄酮、柚皮苷、柚皮苷元、二氢黄酮含量均呈下降趋势。综合考虑单果重量与主要化学成分的含量，化橘红最佳采收时间为果龄45～60天时。

三、病虫害防治

化橘红常见的病害有炭疽病、煤烟病、溃疡病、疮痂病、流胶病、黄龙病。常见的虫害有潜叶蛾、红蜘蛛、蚜虫、锈蜘蛛、天牛、介壳虫、凤蝶、花蕾蛆、白蛾、蜡蝉等。以下介绍几种病虫害的防治方法。

（一）加强果树管理

田间栽培管理不善、水肥不足或不合理施肥，致使树势衰退、受伤；园内积水；偏施氮肥，促使枝梢徒长、纤弱；树冠郁闭，通风透气不良；新梢抽发不整齐……这些常是炭疽病、疮痂病、流胶病、潜叶蛾、天牛、螨类等病虫害大发生和加重为害的主要原因。因此需要对灌溉、施肥进行合理管理，施肥应以氮肥为主，各种肥料结合使用，及时修剪弱枝、霸王枝以保证树冠通风，提高植株抗病虫害的能力。

（二）清园

采果结束后修剪树枝，有利于树冠通风及新梢抽发，提高植株抗病虫害的能力。及时修剪病虫害树枝，可防止害虫在病变部位产卵、孵化，或幼虫在树体越冬，从而避免来年发生虫灾。如星天牛，其产卵前会先用上颚将树皮咬成长约1 cm的“｜”“∟”“⊥”形伤口，使得产卵处表面湿润，有树脂泡沫流出，将这种虫害枝剪去，可降低星天牛的虫口密度。此外，剪去病枝可减少疾病的传染，如炭疽病。

（三）物理防治

曲牙土天牛等鳞翅目昆虫的成虫具有趋光性，可通过放置灭虫灯捕杀。此外，将树主干和大枝条涂白，破坏天牛的产卵环境，降低产卵量，刺杀幼虫，或用细铁丝从蛀孔或排粪孔插入反复穿刺，可将幼虫刺死。

（四）化学防治

根据化橘红园区的病虫害情况选择适合的杀虫剂，杀虫剂种类和剂量应符合《中药材生产质量管理规范》（GAP）。

（五）生物防治

合理增加害虫天敌的数量，利用天敌治害虫，如用食螨瓢虫治红蜘蛛，用绿僵菌治花蕾蛆，用金小蜂治凤蝶类虫，用异色瓢虫、十斑大瓢虫治蚜虫。

第六节 道地性

化橘红作为广东省化州市特有的道地药材，其道地性与品种及种植地的气候、土壤等密切相关。

一、品种

化橘红有柚和化州柚2个植物来源，化州柚的外层果皮加工后为“毛橘红”，柚的外层果皮加工后为“光橘红”。毛橘红的化痰作用、抗炎作用均优于光橘红，且毛橘红的柚皮苷、野漆树苷、柚皮素含量均显著高于光橘红，由此可见化州柚是中药化橘红的优质来源。化州柚具有非常强的地域选择性，生长在广东化州的果实外被柔毛，但生长在毗邻地区的果实，如广西陆川、博白等地区，其性状特征会发生改变。另外，有部分化州柚品种仅产于化州的某片区，如大茶岭，该品种是GAP基地大茶岭产区所特有。因此，化州产化橘红具有品种优势。

二、气候

化州柚性喜温暖、湿润，适生温度范围为10 ~ 35 ℃，具有一定的耐寒和耐高温的能力；属全光照植物，日照要求7 ~ 8小时，全年总光照时间不少于2 200小时，开花结果期光照尤为重要；既不耐旱，也不耐涝，要求年降雨量1 600 ~ 1 800 mm，且分布均匀。

化州北部平定、宝圩等乡镇年平均气温为22.3 ~ 22.5 ℃，1月平均气温为15.6 ℃、7月平均气温为28.8 ℃，极端最高气温为38.8 ℃、极端最低气温为−2.5 ℃，温度≥35 ℃的高温日数年均有6天，非常适合化橘红的生长。

在化州北部，11—12月的月日照时数在166～184小时，光照条件良好，可促进化橘红的花芽分化；2—4月晴雨相间，月日照时数为73.2～93.1小时，能较好地满足化橘红开花结果的需要；5—7月果实膨大期和成熟期的月日照时数增加至155～220小时，有利于化橘红产量的提高和优良品质的形成。

化州北部各乡镇年平均降雨量为1 769～1 850 mm，春、夏季降雨量比较充沛，秋、冬季降雨量明显减少。化州北部湿润度的年内变化与化橘红生长发育进程对水分的需求基本一致。化州冬季11—12月干旱期为化橘红从营养生长向生殖生长转化的时期，相对的干旱有利于花芽分化；2—3月半干旱期为化橘红的开花期，晴雨相间对开花授粉最有利；化橘红根系生长期的大部分时间处于湿润气候条件下；5—7月处于新梢、新根生长期，同时也是果实膨大期，需水量最大，此时化州处于过度湿润气候。可见，湿润度条件分析结果与降雨分析结果是一致的。

三、土壤

化橘红的品质特色形成，除了与优良品种和得天独厚的气候条件有关外，主要还与化州市部分地区土质有关。光绪年间《化州志》记载："化州城内宝山及署内有礞石土质""礞石能化痰，橘红得礞石之气，故化痰力更胜"。现代研究也表明，礞石主要组成元素包括铝和钾元素，土壤心土层铝、钾元素对化州柚遗传距离有显著影响，提示化橘红（毛橘红）的道地性可能与当地盛产的礞石有一定关系。

此外，化橘红产地土壤中的微量元素也被证实与化橘红有效成分相关。林兰稳等发现化橘红幼果中的黄酮类、柚皮苷含量与土壤有效铜、有效硫含量呈显著或极显著的正相关关系，反映了土壤中有效铜、有效硫对化橘红吸收土壤锰的协同作用。建议化橘红产地适当施用铜、锰等微量元素肥料。

土壤pH值影响土壤养分的存在状态、有效性及土壤微生物活动，从而影响植物对土壤养分的吸收。刘昀等发现化橘红柚皮苷含量和土壤pH值呈显著负相关关系，并提出有利于化橘红柚皮苷含量积累的土壤pH值为4.3～4.5。另有文献指出，化橘红适合生长于土层深厚、富含腐殖质、疏松肥沃的中性或微酸性的土壤（红壤）中。据测定，化州平定GAP基地土壤pH值约为北坡5.95、南坡6.52，暂未见化州其他地区土壤pH值研究结果相关报道。

第三章

CHAPTER 3

化学成分

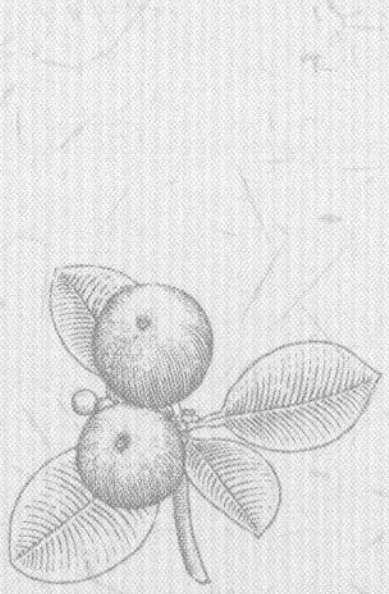

化橘红的主要成分有黄酮类、挥发油、香豆素类、多糖类、柠檬苦素及其他三萜类、有机酸等。

第一节

黄酮类

化橘红的黄酮类成分主要有柚皮苷、野漆树苷、芹菜素、柚皮素、枸橘苷等。刘群娣等采用高效液相色谱法-二极管阵列检测器-串联质谱法（HPLC-DAD-MS/MS）联用分析法检测出化橘红中黄酮类成分有柚皮苷、野漆树苷、柚皮素、芹菜素等。彭维等采用高分离度快速液相色谱-电喷雾电离-串联质谱法（RRLC-ESI-MS/MS）鉴定了化橘红有效部位的7种黄酮类成分，分别为新北美圣草苷、樱桃苷、柚皮苷、忍冬苷、野漆树苷、melitidin（$C_{33}H_{40}O_{18}$）、柚皮素。袁旭江等从化橘红中分离并鉴定了5种化合物，分别为柚皮苷元、芹菜素、原儿茶酸、柚皮苷和野漆树苷。又报道柚中黄酮类成分有橙皮苷、4′,5,7-三羟基二氢黄酮（naringenin, Ⅱ）、5-羟基-3′,4′,6,7,8-五甲氧基黄酮（5-hydroxy-3′,4′,6,7,8-pentamethoxyflavone）、柑橘黄酮（4′,5,6,7,8-pentamethoxyflavone）、川陈皮素（3′,4′,5,6,7,8-hexamethoxyfiavone）、5,6,7,3′,4′-五甲氧基黄酮（5,6,7,3′,4′-pentamethoxyflavone）、5-羟基-3,6,7,8,3′,4′-六甲氧基黄酮（5-hydroxy-3,6,7,8,3′,4′-hexamethoxyflavone）。

第二节 挥发油

化橘红挥发油主要成分是烯、醇、酸、醛和酯类化合物，种类繁多，其中以烯类化合物为主，其含量占79.797%，主要有柠檬烯、β–蒎烯、β–月桂烯、芳樟醇、香叶烯、α–蒎烯、柠檬醛等。程荷凤等对化橘红鲜果皮挥发油成分进行GC–MS分析，分离出52种成分，鉴定出其中17种成分，其含量占90.39%，其化学组成以单萜类及其衍生物为主体，其中含量较高的成分有柠檬烯（28.35%）、β–月桂烯（13.68%）、柠檬醛（1.88%）、芳樟醇（1.66%）、顺香叶醇（1.60%）、对伞花烃（1.51%）、β–蒎烯（1.50%）、α–蒎烯（1.19%）等。林励等用GC–MS对化州柚与柚果皮化学成分进行检测，共检出34种成分，主要有柠檬烯、β–月桂烯和棕榈酸。张立坚等对橘红珠挥发油进行检测，并鉴定出28种化学成分，主要有柠檬烯、β–香叶烯、γ–萜品烯、橙花叔醇、α–蒎烯、β–蒎烯。韩寒冰等比较了化橘红花果叶中的挥发油成分，其从花中共分离出75种成分，鉴定出其中的38种，主要有β–蒎烯（6.27%）、β–月桂烯（14.46%）、γ–萜品烯（7.52%）、橙花叔醇（19.57%）和法尼醇（13.99%）；果中共分离出71种成分，鉴定出其中的36种，主要有β–月桂烯（24.35%）、γ–萜品烯（20.70%）和大根香叶烯D（18.46%）；叶中共分离出70种成分，鉴定出其中的40种，主要有β–蒎烯（8.27%）、β–月桂烯（10.31%）、γ–萜品烯（8.76%）、补骨脂素（6.75%）和角鲨烯（8.14%）。陈连剑等从化橘红中鉴定出25种化学成分，有γ–松油烯、γ–杜松烯、δ–杜松烯、EPI–双环倍半水芹烯、吉马烯B、橙花叔醇、维生素E、4–麦角甾醇–3–酮、4–豆甾醇–3–酮、ergose–5–en–3–ol、stigmasta–5,22–dien–3–ol、stigmast–4–en–3–one、stigmasta–4,22–dien–3–one等13种化合物首次从该类植物中分离到。陈晓颖等从化橘红胎乙醚萃取物中分离并鉴定了20

种化学组分，含量较高的主要是低沸点烯烃类化合物及倍半萜类等挥发性物质，主要成分包括β-月桂烯、柠檬烯、γ-松油烯、EPI-双环倍半水芹烯等。苏薇薇等从沙田柚中分离出33种组分，鉴定出其中的24种化合物，其中主要成分为香芹酚（29.79%）、D-柠檬烯（29.02%）、β-石竹烯（19.27%）、α-佛手柑烯（7.69%）、β-月桂烯（ 4. 61%）、α-石竹烯（2.31%）、诺卡酮（1.91%）等。谭斌等对江永香柚外黄皮和内白皮中的挥发性成分进行研究，分别鉴定出61种和22种化合物，江永香柚外黄皮中的挥发性成分以柠烯碳氢化合物为主体成分，其中柠檬烯含量占粗精油的76.04%，其次为诺卡酮（nootkatone，3.21%）、3,7-dimethyl-（Z）-1,3,6-octatriene（1.67%）、月桂烯（β-myrcene，1.16%）、1-methyl-4-（1-methylethyl）-benzene（1.10%）、hexanoic acid hexyl ester（0.94%）、4-methyl-1-（1-methylethyl）-3-cyclohexen-1-ol（0.53%）、photocitrala（1.15%）、1-bromo-4-methyl-bicyclo [2,2,2] octane（0.72%）、P-menthatrans-2,8-dien-1-ol（0.67%）、2-methyl-5-（1-methylethenyl）-2-cyclohexen-1-one（0.59%）、2-hydroxy-benzoic acid-1-methylethyl ester（0.52%）等化合物，其余相对含量均小于0.5%；江永香柚内白皮则以十八碳二烯酸、棕榈酸和七聚氧化乙烯为主体成分。有学者对化州柚叶挥发油进行了化学成分研究，从其中分离出59种成分，鉴定出其中的18种，含量较高的成分有β-香茅醛、β-香茅醇、4-萜烯、乙酸芳樟酯、D-柠檬烯等，其中香茅醛含量高达38.2%。

第三节

香豆素类

化橘红中香豆素类成分种类繁多。陈志霞等从化橘红药材非挥发性部位分离得到2种香豆素类化合物，分别为异欧前胡素和佛手柑内酯。牛艳等从化橘红药材的体积分数95%乙醇提取物中分离得到了14种化合物，分别为佛手柑内酯、异欧前胡素、水合氧化前胡素、佛手酚、6′,7′-二羟基香柠檬素、马尔敏、橙皮内酯、异橙皮内酯、6-异丙氧基-7-甲氧基香豆素、5-羟基-8-（3′-甲基-2′-丁烯基）呋喃香豆素、紫花前胡苷、methylcnidioside A 、methylpicraquassioside A、cnidioside A。古淑仪等从化州柚果皮中分离得到3种7-甲基香豆素，分别为meranzin-hydrate、isomeranzin和pranferin。冯宝民等从柚的果皮中分离得到7种香豆素类成分，分别为葡萄内酯、异前胡素、marminacetonide、pranferin、isomerancin、花椒毒酚和伞形花内酯。胡甜恬等从沙田柚皮中分离得到10种香豆素类化合物，分别鉴定为8-（3-hydroxy-2-methoxy-3 methylbutyl）-7-methoxy coumarin、mexoticin、环氧橙皮油素、meranzin、meranzin hydrate、isomeranzin、异前胡素、橙皮油素、蛇床子素和伞形花内酯。赵雪梅等从胡柚皮中分离得到香豆素8-（2′,3′-dihydroxy-4′-methylbutane）-7-methoxycoumarin。韩寒冰等采用乙醇提取法提取化橘红叶中化学成分，共分离出80种成分，其中鉴定了甲氧基香豆素、补骨脂素、佛手柑内酯、前胡内酯和橙皮油内酯等香豆素类化合物。

第四节 多糖类

多糖类是化橘红的主要成分之一，但目前对多糖结构研究相对较少。程荷凤等研究结果表明化橘红多糖为灰白色粉末，易溶于水，不溶于乙醇、丙醇、正丁醇等有机溶剂，是一种由D-木糖、D-葡萄糖、D-半乳糖、L-阿拉伯糖、D-甘露糖和一个未知物等组成的杂多糖。它们的摩尔比为1：3.1：3.6：2.8：1.8：3.9。

第五节

其他成分

冯宝民等在柚果皮中分离得到5种化合物，分别为木栓酮、5-羟甲基糠醛、柠檬苦素、诺米林及胡萝卜苷。程荷凤等对化橘红乙醇提取物中的低极性成分经GC-MS分析，鉴定出十五烷酸、十六烷酸、十八烷酸、十九烷酸乙酯、2-辛基环丙烯-庚醇、11,14-二十碳二烯酸甲酯、9-十八碳烯醛、7,11-二甲基-3-亚甲基-1,6,10-十二碳三烯等8种化合物，占总量的52.04%，脂肪酸含量占鉴定部分的39.40%。

第四章

CHAPTER 4

制剂研究

制剂类型

制剂工艺质量研究

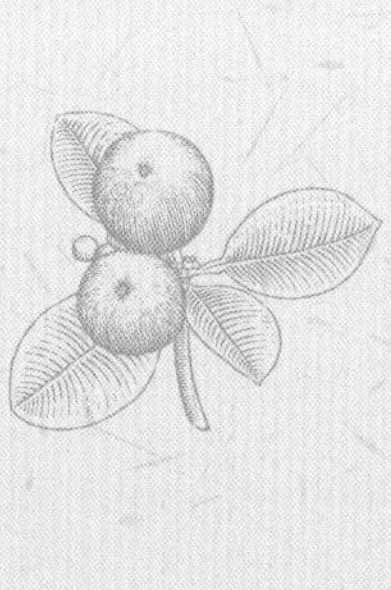

第一节

制剂类型

目前以化橘红为原料的中成药制剂有68种，包括33种丸剂、7种片剂、10种颗粒剂、2种散剂、5种膏剂、2种糖浆剂、4种合剂、3种胶囊剂、1种曲剂、1种搽剂（跌打万花油）。以上68种制剂中，有12种为《中国药典》2020年版收载、41种为卫生部药品标准收载、7种为国家中成药标准汇编收载、5种为新药转正标准收载、2种为国家注册标准收载。

除以上具有国家标准的含化橘红的中成药外，还有一些医院制剂也含化橘红，如芪蛭益肺颗粒［北京中医药大学东直门医院治疗慢性阻塞性肺疾病（COPD）的经验方］、慢支胶囊（甘肃省中医院）、橘红化痰消积合剂（山东第一医科大学附属省立医院）、橘红枇杷颗粒（广州医科大学附属肿瘤医院）、复方芪麻胶囊（广州中医药大学第二附属医院）、健心平律丸（深圳市中医院）等。

第二节

制剂工艺质量研究

化橘红相关制剂所涉及的工艺模式主要分为3种：丸剂和散剂多为粉末直接入药；其他剂型多是先提取挥发油或蒸馏液后，再加水煎煮，最后制备制剂时加入挥发油或蒸馏液；也有直接用适当溶剂提取的。

化橘红的挥发油是化橘红的主要活性成分，具有明显的镇咳、祛痰作用，但其性质不稳定，容易挥发，往往在生产或产品贮藏过程中消失殆尽。王文平等对化橘红药材挥发油提取及包合工艺进行了研究，最终优选的化橘红挥发油的提取工艺为不浸泡，加10倍量水，提取10小时；最佳包合工艺为油（mL）：β-环糊精（g）：水（mL）=1：8：80，包合温度为50 ℃，包合时间为3小时。包合工艺的验证试验显示，挥发油包合率、包合物得率平均值分别为91.50%、88.36%；显微镜法、X射线衍射法表明包合物形成，包合物状态良好。

一、橘红痰咳液

橘红痰咳液由化橘红、苦杏仁、半夏（制）、百部（蜜炙）、白前、茯苓、五味子、甘草8味中药组成，采用现代制剂工艺精制而成，是温化寒痰、燥湿化痰的代表性药物，适用于痰浊阻肺型急慢性气管-支气管炎和急慢性咽喉炎、感冒、慢性阻塞性肺疾病等呼吸系统疾病的治疗。橘红痰咳液现行质量标准虽有专属性较强的薄层色谱鉴别及单一成分含量测定项，但为完善橘红痰咳液质量控制体系，有效保证产品临床疗效，使产品质量更稳定、可控，研究人员还建立了橘红痰咳液HPLC指纹图谱和多成分含量测定及挥发性成分指纹图谱检测方法。

二、橘红痰咳颗粒

橘红痰咳颗粒由化橘红、苦杏仁、百部（蜜炙）、水半夏（制）、白前、茯苓、五味子、甘草8味中药组成，具有理气祛痰、润肺止咳的功效。其现行国家标准中仅有对工艺制法的简单描述，且质量标准低，只有简单理化鉴别和薄层鉴别项，未能有效控制产品质量。

为优选橘红痰咳颗粒的工艺参数，采用正交试验，考察化橘红、苦杏仁的水蒸气蒸馏方法和水蒸气蒸馏后药渣与水半夏（制）等6味药材的水提工艺，分别以苦杏仁苷含量和出膏率为指标优选工艺参数，结果优选的最佳提取工艺为化橘红、苦杏仁用水蒸气蒸馏，收集馏出液150 mL，药渣与水半夏（制）等6味加水提取，第1次加水10倍量，第2次加水8倍量，每次2小时，该最佳提取工艺简便、可行。通过测定橘红痰咳颗粒中主要活性成分苦杏仁苷和柚皮苷，更有效地控制橘红痰咳颗粒的质量。

三、橘红痰咳煎膏

橘红痰咳煎膏由化橘红、苦杏仁、半夏（制）、百部（蜜炙）、白前、茯苓、五味子、甘草8味药组成，具有宣肺化痰、理气止咳的功效。其现行质量标准中仅有性状、理化鉴别、检查等项目，质控指标少，难以有效控制产品质量。为全面提高其质量标准，宋丽军等对原标准进行全面修订，重点进行了样品前处理的优化，重新建立了含量测定方法，并对橘红痰咳煎膏中的全部药味进行了薄层色谱法鉴别研究，最终增加了化橘红、茯苓的薄层色谱鉴别法，所建立的方法可为全面修订橘红痰咳煎膏的质量标准提供依据。

四、橘红梨膏

橘红梨膏由化橘红、梨、川贝母、天冬、麦冬、苦杏仁、枇杷叶、五味子8味中药组成，具有养阴清肺、止咳化痰的作用，用于治疗肺胃阴虚、口干咽燥、久咳痰少等症。橘红梨膏原质量标准只对其性状和剂型做一般检查，没有鉴别和含量测定项。余国禧建立了橘红梨膏中化橘红、苦杏仁和五味子的薄层鉴别方法，同时采用HPLC测定化橘红中柚皮苷的含量，为其质量控制提供参考。

五、橘红枇杷片

橘红枇杷片是由化橘红、陈皮、枇杷叶、桔梗、紫苏子、甘草6味中药组成的中药复方制剂，具有止咳祛痰的功效。其现行质量标准只有一个理化鉴别，通过增加枇杷叶、陈皮、紫苏子的薄层色谱鉴别和化橘红中柚皮苷、陈皮中橙皮苷的含量测定，能有效控制橘红枇杷片的质量。

六、橘红丸

橘红丸由化橘红、陈皮、甘草、炒紫苏子等15味中药组成，具有清肺、化痰、止咳的功效。其现行标准收载于《中国药典》2020年版一部，其中含量测定项仅要求测定柚皮苷含量，若增加陈皮、甘草、炒紫苏子等药物有效成分，如橙皮苷、甘草苷、迷迭香酸的含量测定，能更有利于对橘红丸进行质量评价和监控。

七、保济丸

保济丸是由钩藤、菊花、蒺藜、厚朴、木香、苍术、天花粉、广藿香、葛根、化橘红、白芷、薏苡仁、稻芽、薄荷、茯苓、广东神曲16味中药组成的大复方产品，主要用于治疗胃肠道功能低下引起的消化不良、胃胀不适，感冒伴有泄泻、呕吐等症，是广东地区乃至东南亚华人家庭常备药品之一。其现行标准收载于《中国药典》2020年版一部，主要对其中茯苓、苍术、菊花进行粉末显微鉴别，对葛根素和柚皮苷进行薄层鉴别，对厚朴酚与和厚朴酚进行含量测定。建立可表达保济丸整体质量特征的HPLC指纹图谱，能有效地鉴别和评价商品保济丸的真伪和质量优劣。

八、化橘红配方颗粒

按《中药配方颗粒质量控制与标准制定技术要求》要求，选用了基原为化州柚的5个不同基地的15批化橘红药材，进行炮制加工，制备样品，考察出膏率；建立了柚皮苷的含量测定方法，测定样品中含量并计算转移率；建立了HPLC指纹图谱分析方法，制备化橘红饮片标准汤剂HPLC指纹图谱，为化橘红饮片标准汤剂和配方颗粒质量一致性研究提供依据。

九、以化橘红为基原的新药开发

中山大学以化橘红为原料，开发了一类新药柚皮苷和五类新药红珠胶囊，并开展了系统的临床前研究工作，包括药理药效研究、毒理研究、非临床动力学研究及质量研究等。

第五章

CHAPTER 5

质量评价与品质研究

传统评价

现代研究

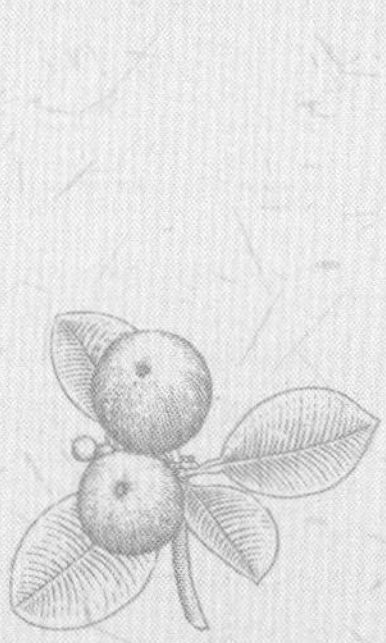

第一节

传统评价

清代《本草纲目拾遗》引载的《岭南杂记》谓：“化州仙橘，相传仙人罗辨种橘于石龙之腹，至今犹存，唯此一株，在苏泽堂者为最，清风楼次之，红树又次之。其实非橘，皮厚肉酸，不中食。其皮厘为五片、七片，不可成双，每片真者可值一金……彼土人云，凡近州始闻谯楼更鼓者，其皮亦佳，故化皮赝者多，真者甚难得。”光涵《岭南随笔》云：“今称化州橘红者，皆以增城香柚皮伪代之。”《识药辨微》称：“化橘红近日广中来者，皆单片成束，作象眼块，或三十五十片，两头以红绳扎之，成一把，外皮淡红色，内腹皮白色，周身亦有猪鬃皮，此种皆柚皮，亦能消痰。又有一种为世所重，每个五片如爪，中用化州印，名五爪橘红，亦柚皮所制，较掌片为佳。”赵学敏按曰：“广东高州府化州出陈皮，去白者名橘红，今亦罕得。土人以柚皮代之，出售外方，价亦不贵。辨别之法，须先看皮色筋味，如皮皱粗色黄而厚，内多白膜，味反甜带辛者，乃乳柑皮也，只堪点茶，不堪入药；皮极厚而泡松，纹极细而色黄，内多膜无筋，味甜多辛少者，乃柚子皮也，性忌冷服；纹细，色红润而皮薄，多有筋脉，味苦辛，入口芳香者，乃真化州橘红也，入药以此种为贵，然其性酸削，能伐生气，消痰虽捷，破气损人，不宜轻用。”这说明在古代柚皮是化橘红的赝品，而今柚皮被《中国药典》收载，也成为化橘红的正品，且其价格更低，已具有相当的市场规模。

清代《植物名实图考》认为“橘红产广东化州，大如柚，肉甜，刮制其皮为橘红。以城内产者为佳，然真者极难得”。

民国《增订伪药条辨》曹炳章按曰：“近今通行有黄色、绿色两种，均七歧对折，质薄有毛，黄色较绿色尤贵，虽非真品，皆属柚皮之类。然用于寒痰、湿痰病尚效。”

《现代中药材商品通鉴》谓："（化橘红）为广东道地药材'十大广药'之一。"其中：毛橘红，常呈对折的七角、六瓣状或展平的五角星状，单片呈柳叶形。外表面黄绿色，密布茸毛，有皱纹及小油室；内表面黄白色或淡黄棕色，有脉络纹。质脆，易折断，断面不整齐，外缘有1列不整齐的下凹的油室，内侧稍柔而有弹性。气芳香，味苦、微辛。青光橘红，外表面黄绿色至黄棕色，无毛。均以片薄均匀、气味浓者为佳。

《金世元中药材传统鉴别经验》中化州柚以产区定优劣："主产于广东茂名地区的化州、电白、廉江，但以化州为主，尤以赖家园产品最为著名（因茸毛细密）。其毗邻的广西陆川、博白等地也有少量出产，但茸毛稀疏或极少，质次。"而柚则为"质量以新品为优，香气浓郁"。并根据采收时间和加工方式，将化州柚来源的化橘红分为绿毛七爪、黄毛七爪、毛六爪、橘红胎等，将柚来源的化橘红分为光青七爪、光黄七爪、大五爪等。

综上，化橘红传统评价强调产地质量，以化州柚来源的为道地药材，并在此基础上结合性状，如茸毛分布、气味、片薄均匀、柚皮瓣数等进行评价，以密被茸毛、气芳香醇厚者为佳。

第二节 现代研究

一、化橘红品质影响因素研究

影响化橘红品质的因素有很多，包括不同基原、不同品种、不同产地、不同生长期、不同加工方法、不同炮制方法、树龄、贮藏年限等因素都会对化橘红药材质量造成影响。

（一）不同基原、不同品种、不同产地对化橘红品质的影响

不同基原的化橘红，品质有非常明显的差异。林励等对化州柚和柚2种基原化橘红药材的质量做了大量对比研究，发现2类化橘红原植物在外果

皮茸毛、茎非腺毛等方面存在显著差异；化州柚及柚果皮挥发油的化学成分种类大致相同，但化州柚富含的γ-松油烯却不能从柚中检出；化州柚总黄酮含量、柚皮苷含量均高于柚，野漆树苷含量为柚的10倍，两者指纹图谱也有显著差异；药效学研究结果也显示化州柚的祛痰、镇咳、消炎作用均优于柚。以上结果证明了来源于化州柚的化橘红质量优于来源于柚的化橘红，充分说明了化橘红的道地性。黄润平等采用气相色谱指纹图谱比较不同基原的化橘红（毛橘红和光橘红）的挥发性成分差异，发现2种化橘红的成分差异主要在γ-萜品烯和β-蒎烯，两者在毛橘红中能明显检出，而在光橘红中却几乎没有被检出，研究还发现毛橘红中十二醛、α-蒎烯的含量均远高于光橘红的。暨南大学曹晖教授课题组研究发现，在同等药用部位（外果皮）及同等规格下，七爪毛橘红与七爪光橘红的柚皮苷含量并无显著性差异，而切丝毛橘红的柚皮苷含量更是显著低于切丝光橘红，说明毛橘红与光橘红的差异并非体现在其主要成分柚皮苷上，经研究，两者的主要差异更多地体现在微量成分上，如黄酮类成分野漆树苷及香豆素类成分佛手柑内酯、异欧前胡素、橙皮内酯水合物及异橙皮内酯等，且相对黄酮类成分，香豆素类成分在毛橘红与光橘红中显示出更大的差异性。该结果说明以柚皮苷为化橘红唯一的质量指标不利于保证毛橘红的道地性，同时为毛橘红与光橘红的差异性研究提供了新的方向，为保证毛橘红药用地位的独特性奠定了研究基础。

对于不同基原化橘红的水溶性成分差异，有研究人员通过对不同基原（化州柚和柚）的化橘红进行质量检测，并采用中药色谱指纹图谱相似度评价软件建立共有指纹图谱，进一步采用高分辨质谱联用法对共有峰进行成分鉴定，主要有柚皮苷、野漆树苷、橙皮内酯水合物、水合氧化前胡素、柚皮素、酸橙素烯醇、异橙皮内酯、异欧前胡素等，最终使用相似度计算和聚类分析等化学计量学方法将这些化橘红样品分成2类，一类以化州柚为基原，另一类以柚为基原，由此说明化州柚和柚的成分种类及含量都存在一定差异，再采用HPLC同时测定不同基原（化州柚和柚）化橘红药材中的柚皮苷、野漆树苷、橙皮内酯水合物和异欧前胡素含量，结果表明，以化州柚为基原的化橘红样品中野漆树苷和异欧前胡素含量均比其余以柚为基原的化橘红样品中的高，柚皮苷的含量均值也相对较高。高泽林等以柚皮苷、野漆树苷的含量为质量评价指标，研究不同基原（化州柚和柚）、不同规格（胎、柚果、“爪”、丝、片等）化橘红药材（或饮片）的质量差异，共收集93批样品，包括药材46批、饮片47批，发现无论是胎（幼果）类还是“爪”类药材，毛橘红（化州柚）的柚皮苷、野漆树苷含量整体都高于光橘红（柚），但文章收集相关的化橘红药材（或饮片），并非自行采收药材加工，所以样品加工前的鲜果采收期、产地初加工方式均未知。此外，王铁杰等建立了能代表毛橘红与光橘红止咳、祛痰、抗炎药效的HPLC指纹图谱，结果也显示毛橘红和光橘红的化学成分种类和含量均存在差异，毛橘红药效优于光橘红。

即便是相同基原，不同品种、不同产地对化橘红的品质也会有较大影响。黄洁文等采用顶空–气相色谱/质谱联用法（HS–GC/MS）探究不同品系（正毛、副毛、光果）化橘红挥发性成分的特点，结果表明，化橘红主要挥发性成分β–月桂烯、柠檬烯、γ–松油烯的峰面积比值可反映不同类别药材挥发性成分的特点，正毛化橘红γ–松油烯与柠檬烯的峰面积比值显著高于其他2个类别，副毛化橘红β–月桂烯与γ–松油烯的峰面积比值显著高于其他2个类别，光果化橘红3个挥发性成分比值均偏低。莫穗芬等采用HS–GC/MS分析不同品种（密叶黄龙正毛、密叶红肉正毛、黄龙正毛、假西洋和副毛）化橘红幼果中的挥发性成分，其中副毛化橘红幼果与其他品种不同，其乙酸龙脑酯含量较高，通过主成分分析（PCA）和聚类分析可区分不同品种的化橘红幼果。庞瑞等对不同产地、不同品种化州柚与柚皮中总黄酮和柚皮苷的含量进行了比较，结果显示，各种化橘红和胡柚皮中总黄酮的含量普遍高于一般柚皮，化橘红中总黄酮含量以化州橘红为最高，胡柚中总黄酮含量以浙江金华胡柚皮为最高，普通柚皮中总黄酮含量以海南柚皮为最高；柚皮苷含量方面，化橘红的柚皮苷含量明显高于其他种类和产地的柚皮，且化橘红的柚皮苷含量以广东化州原产药材为最高，平均达到9.68%。张秋镇等研究了化州地区出产的假西洋、大茶岭、凤尾、黄绒果、金钱肚、陆福等不同栽培品种的化州柚质量，结果表明不同栽培品种化州柚的表型变异较大；大茶岭和凤尾2个品种的总黄酮和柚皮苷含量显著高于其他栽培品种，大茶岭产化州柚的野漆树苷含量最高，在分子水平上不同栽培品种化州柚之间的遗传相似系数全部在95%以上，这表明不同栽培品种化州柚表型的变异已基本形成，但是基因水平的变异尚未形成，大茶岭和凤尾产化州柚的品质最好。李岩岩研究化州柚不同栽培品种（密叶、黄绒、正毛、凤尾、假西洋、金钱肚、副毛）药材的品质差异，结果表明不同栽培品种之间挥发油含量相差较大，其中金钱肚的挥发油含量最高，其次是黄绒，对于其中的黄酮类成分，柚皮苷含量凤尾最高，副毛最低，而野漆树苷含量正毛最高，假西洋最低。

此外，Fan等测定5个品种（密叶正毛、厚叶正毛、黄龙正毛、西洋正毛、副毛光青）化橘红果实3个部位（外果皮、中果皮和果肉）中总酚、类黄酮、香豆素和挥发物的含量，结果发现对于外果皮部位，总酚含量较高的是副毛光青和密叶正毛，柚皮苷含量较高的是密叶正毛，野漆树苷含量较高的是厚叶正毛，挥发性成分（橙皮内酯水合物、佛手柑内酯、异欧前胡素）含量均较高的是西洋正毛。田静等采用HPLC检测化州柚不同种质幼果及不同果径果实中柚皮苷含量，结果表明幼果中柚皮苷含量显著高于化州本地柚光青及其他地区普通柚，且受树龄和环境的影响较大，随着果径增大，3个柚种质正毛和假西洋果皮中柚皮苷含量均呈现下降趋势。

Liu等收集45批化橘红饮片，按基原（化州柚和柚）、产地（广东化州、福建漳州、广西玉林等）、采收期（幼果和未成熟全果）进行分级，共分4个等级，再以柚皮苷和野漆树苷为化学指标，以白细胞介素（IL）-6、IL-8、单核细胞趋化蛋白（MCP）-1、巨噬细胞炎性蛋白（MIP）-1α、肿瘤坏死因子（TNF）-α、转化生长因子（TGF）-β_1为生物指标，对不同等级的化橘红饮片进行评价，发现化橘红饮片中柚皮苷和野漆树苷的含量与传统的分级结果一致，说明这两者可以反映不同等级化橘红饮片的质量，另外还用特发性肺纤维化（IPF）大鼠模型对这4个等级的化橘红饮片进行分级组内疗效评价，结果发现，出产于广东化州的化州柚幼果和未成熟的大果在化痰、减少气道炎症分泌物、延缓IPF进程方面疗效最好，其次是种植于除广东化州外其他地方的化州柚，最差的是种植于除广东化州外其他地方的柚。

（二）不同生长期对化橘红品质的影响

研究结果表明，果龄对化橘红化学成分含量有显著影响。GC-MS分析结果显示，化州柚中亲脂性成分检出率随果龄的增长而降低。使用薄层色谱法研究发现，柚皮苷元含量与化州柚的果龄成反比，果龄越长，其含量越低；佛手柑内酯含量与化州柚的果龄成正比，果龄越长，其含量越高。HPLC分析结果显示，随着果龄的增加，化州柚果皮和叶中柚皮苷及总黄酮含量均呈显著下降趋势；而指纹图谱显示，成果初期果皮中野漆树苷含量随果龄的增加而显著升高，62天后才显著下降。进一步的研究结果发现，化州柚成果20天时干果皮总黄酮含量50.05%，柚皮苷含量46.01%；成果27天时总黄酮含量43.64%，柚皮苷含量32.15%；但34天时干果皮总黄酮含量31.35%，柚皮苷含量24.56%。化州柚鲜果重量增加的峰值出现在成果41天时，几乎为1周前的4倍，此时其干果皮总黄酮含量16.81%，柚皮苷含量13.01%，此时采果作为化橘红原药材，其质量较优。但也有研究表明，15~60天间不同果龄的化州柚果实中柚皮苷、野漆树苷，以及柚皮素和芹菜素等类黄酮的含量（占果实干重）均随着果龄的增长而降低；每果中类黄酮总量则随着果龄的增长而大幅提高，从15天的0.55 g提高至60天的7.99 g。2项研究的部分结果相悖，可能是两者栽培品种、采样方式不同所致。李琼霞等同样利用HPLC比较不同直径化橘红果实中柚皮苷的含量，结果表明，果龄越长，柚皮苷含量越低，当果实直径从2.0 cm增加到12.5 cm时，其含量从28.56%降低到4.36%。

还有学者采用高分离度快速液相色谱-电喷雾电离-四极杆-飞行时间-串联质谱法（RRLC-ESI-Q-TOF-MS/MS），比较化州柚大、中、小果实的4种主要成分（野漆树苷、柚皮苷、橙皮内酯水合物和异欧前胡素）含量，发现除了橙皮内酯水合物外，小果实中柚皮苷、野漆树苷、异欧前胡素的含量最高，且含量随着果实的成熟而降低。对柚的研究结果同样呈现出随着采收时间的增加，柚皮苷含量呈显著下降的规律。

除此之外，有研究对不同月份化州柚果实的氨基酸含量进行了测定，结果表明化橘红果实月份越大，氨基酸总量与种类越多；化橘红的果实越成熟，氨基酸的含量越丰富。

（三）不同加工与炮制方法对化橘红品质的影响

黄兰珍等以药材的外观色泽、香味和柚皮苷含量为指标，考察不同干燥方法对化橘红品质的影响，结果表明，从外观色泽和气味来判断，以静电干燥法所得药材较好，能保持原药材的暗绿色；经切制、粉碎后所得药材粉末色较白、味浓厚。从药材中的主要成分柚皮苷含量来判断，静电干燥法所得的药材中柚皮苷含量最高，而真空热干、烘干、自然干次之。静电干燥法是从药材内部加热迅速干燥的方法，具有速度快、时间短、灭菌、杀虫等优点，能提高药材质量，且其干燥温度控制在40 ℃以下，适合干燥含有热敏性成分的药材，同时保持药材的芳香性。因此，研究人员认为静电干燥法为加工化橘红的较好方法。

伍柏坚等以总黄酮含量、柚皮苷含量和醚提物含量为考察指标，对毛橘红传统产地烫煮工艺的必要性进行探讨和工艺优化，结果发现经过烫煮后烘干的毛橘红的总黄酮和柚皮苷含量较采收后直接烘干的高，因此他们认为毛橘红传统烫煮加工工艺具有一定的合理性、必要性与科学性；优化的烫煮工艺条件为：毛橘红鲜果置80 ℃水中烫煮1分钟取出，稍稍晾干后，以70 ℃烘焙80小时。

徐小飞对化橘红饮片炮制工艺进行了研究，包括软化工艺和干燥工艺，并进行了炮制前后药效对比研究。该研究以总黄酮、柚皮苷、野漆树苷和挥发油含量为考察指标，通过综合评分并采用响应面法或正交实验法优选最佳化橘红饮片炮制工艺。结果显示，不同软化方法和干燥方法的含量比较情况如下：

总黄酮含量为减压水润法＞蒸汽温润法＞药材＞闷润法；

柚皮苷含量为减压水润法＞蒸汽温润法＞闷润法＞药材；

野漆树苷含量为闷润法＞减压水润法＞蒸汽温润法＞药材；

挥发油含量为药材 > 蒸汽温润法 > 减压水润法 > 闷润法；

总黄酮含量为微波干燥法 > 真空干燥法 > 恒温干燥法 > 药材；

柚皮苷含量为微波干燥法 > 真空干燥法 > 恒温干燥法 > 药材；

野漆树苷含量为真空干燥法 > 恒温干燥法 > 微波干燥法 > 药材；

挥发油含量为药材 > 微波干燥法 > 真空干燥法 > 恒温干燥法。

通过镇咳实验和抗氧化实验，证明化橘红经过炮制（蒸制）之后，镇咳作用和抗氧化能力都得到了显著提高，且与其黄酮类成分的变化存在正相关关系。

（四）树龄对化橘红品质的影响

魏燕华等研究了树龄对毛橘红药材中柚皮苷含量的影响规律，结果表明树龄对同一生产区毛橘红药材总黄酮和柚皮苷含量有一定的影响，以4年生含量最高。4年生母树产毛橘红样品总黄酮含量显著高于3年生者，但随着树龄的继续增长，总黄酮和柚皮苷含量呈下降趋势。

（五）贮藏年限对化橘红品质的影响

熊萧萧对不同贮藏年限化橘红中的主要功效成分进行了比较，发现不同贮藏年限的化橘红样品的总黄酮含量存在差异，贮藏年限较长者的样品中总黄酮含量高于贮藏年限较短者；随着贮藏年限的增加，柚皮苷的含量趋于稳定；化橘红中多糖的含量呈先上升后下降的趋势；不同贮藏年限化橘红中的香豆素类化合物在组成和含量上有差异，主要体现在香豆素和异欧前胡素上；不同贮藏年限的化橘红中挥发油的主要成分基本相同，(+)-柠檬烯的含量最高，随着贮藏年限的增加，化橘红中挥发性成分逐渐减少，(+)-柠檬烯的含量逐渐降低。

二、化橘红道地性内涵的现代研究

根据历代古籍记载，道地化橘红药材应是产自广东化州地区的化州柚。为探明化橘红道地性的内涵及其形成原因，研究学者对不同来源、不同产地的化橘红进行了系统的生态环境、生物遗传学、化学成分和药效学方面的分析比较。

为探明道地化橘红药材（毛橘红）形成原因，林励等采用高效液相、随机扩增多态性DNA分析、等离子发射光谱法分别分析广东化州、广州及广西陆川等不同产地化橘红的柚皮苷含量、遗传距离及土壤中Al、K、Ca、Fe、Ti、B、Mg、Mn 8种元素丰度，并应用SPSS 11.5统计软件做相关性分析。结果显示，产地土壤表土层Ca元素丰度对柚皮苷含量有显著影响，心土层Al、K元素丰度差值与化橘红遗传距离呈显著相关。由于化州柚产地多盛产中药礞石，礞石为硅酸盐类矿石，善治顽痰胶结阻肺之气逆喘咳、痰积惊痫等症，而礞石主要组成元素包括Al和K，因此研究人员认为化橘红（毛橘红）道地性可能与当地盛产的礞石有一定关系。刘慧燕等从生态环境和种质遗传分析化橘红道地性的形成，阐述环境对药用植物道地性的影响。孙义新等采集广东化州的3种不同立地条件下的橘红种植基地（丽岗、宝山、平定）中不同深度的土壤样品，比较分析其Fe、Mn、B、Zn、Mo和Cu 6种元素的分布特征，结果表明不同种植基地的土壤矿质元素含量存在差异性，Mo、Mn、Cu、B元素是影响丽岗、宝山这2个种植基地土壤矿质元素结构的主要因素；B、Zn、Mn和Fe元素是影响平定基地土壤矿质元素结构的主要因素，且研究通过比较化橘红的道地产区（广东化州）和非道地产区（广西陆川、江西修水）的土壤环境发现，pH值与Mn元素的含量可能均是化州橘红道地性形成的环境因素。

研究学者采用小鼠酚红排泌法、氨水引咳法、耳廓肿胀法及小鼠二甲苯致炎法等对毛橘红（化州柚）及光橘红（柚）进行化痰、镇咳、抗炎药效学比较，结果均证明毛橘红药效优于光橘红，从药效学的角度证明了毛橘红的道地性。化橘红主要药效成分包括黄酮类、多糖类、香豆素类、挥发油等，研究表明化州柚与柚的化学成分种类和含量存在明显差异。林励等比较了毛橘红（化州柚）与光橘红（柚）的总黄酮含量，结果发现毛橘红总黄酮含量、柚皮苷含量均高于光橘红，且前者野漆树苷含量甚至为后者的10倍。文小燕等对不同产地化橘红中柚皮苷的含量进行分析，发现广东化州所产的毛橘红柚皮苷含量最高，达到7.13%，其次为广西产地的光橘红，含量为5.61%。Xian等采用多组学分析对来自3个不同地区的化橘红药材进行道地性鉴定，综合筛选差异代谢物发现，化州地区化橘红中的川陈皮素含量与其他地区的存在显著差异，说明川陈皮素可作为判断道地性的潜在指标，进一步的多组学分析鉴定表明，*OMT*基因（*Ctg OMT1*）参与川陈皮素的合成。此外，还有许多研究都表明化州柚中柚皮苷、野漆树苷、总黄酮等有效成分或有效部位的含量高于柚。

生物遗传学研究表明，化州柚与其他柚类的遗传物质有明显差异，不同产地的化州柚遗传距离也较大。王浩涵等构建了适用于化州柚及其近缘种的目标起始密码子多态性（SCoT）分子标记体系，通过非加权配对算术平均法（UPGMA）聚类分析发现，化州柚能够较好地与琯溪蜜柚、水晶柚等其他柚类品种区分开。林励等对23个不同产地和不同品系的化州柚与柚进行随机扩增多态性DNA分析，结果显示同一产地的化州柚遗传特征差异较小，亲缘性较近，而不同产地的化州柚遗传距离较大，他们认为化州柚是柚的栽培变种，其遗传特征具有不稳定的因素，产地改变、有性繁殖等都可能诱导该栽培变种遗传特征出现变异，这也应是化州柚表观形态特征易受产地、繁殖方法影响的主要原因。邬龙怡等运用SCoT分子标记技术对广东化州21批化橘红和广东梅县3批柚叶片样本（黄金蜜柚、三红蜜柚、沙田柚）进行分析研究，发现广东化州所产的化橘红（化州柚）和柚具有较高的遗传相似度，沙田柚与蜜柚的样品参照显示假西洋和沙田柚比较相似，而部分副毛和光青化橘红与黄金、三红蜜柚更为接近。田静等采用SSR分子标记技术研究化州柚不同品系及柑橘属各代表种质间的亲缘关系，结果表明25对SSR引物在15个样品中扩增得到175个等位基因，聚类分析证实化州柚与柚类亲缘关系较近。

有研究分析对比2个柚品种（正毛、光青）果实在4个发育阶段的转录组和代谢物，结果表明正毛的果实比光青的果实含有更多的类黄酮，其野漆树苷的含量更高，通过对正毛和光青的转录组测序，发现两者在4个发育阶段（果实直径2 ~ 8 cm）中，共有646个基因差异表达，再通过检测正毛和光青果实中所有*m6A*调控基因在4个发育阶段的表达水平，发现2个品种果实在内在品质和形态方面均存在差异。Tian等还从化州柚中共鉴定出18

个含有JMJC结构域的蛋白，并进一步检测18个Cg JMJCs成员在化橘红正毛、副毛、光青3个品种外果皮不同发育时期的表达谱，为进一步研究化橘红外部形态和果实品质的调控机制提供信息。Yu等采用代谢组和转录组整合分析比较化橘红果皮和三湖红橘果皮的差异，结果表明化橘红果皮中总黄酮含量显著高于三湖红橘果皮，化橘红中鉴定得到203个差异累积代谢物（DAMs）和3 517个差异表达基因（DEGs），此外，芹菜素、山柰酚和橙皮素、柚皮苷及其衍生物在化橘红果皮中含量较高，通过代谢组学和转录组学数据的整合分析发现，差异表达的类黄酮相关基因，特别是糖基转移酶，可能对化橘红和三湖红橘之间不同成分和比例有较大的贡献。

三、化橘红质量研究

化橘红质量研究主要集中在黄酮类、香豆素类、多糖类和挥发油等化学成分的测定方面，此外还有生药学鉴别，外观性状鉴别，水分、灰分和浸出物检查等，常用分析技术包括分光光度法、薄层色谱法、液相色谱法、气相色谱法和质谱联用法等。

（一）生药学鉴别

林励等以形态分类法和显微鉴定法比较化橘红的原植物及显微构造，结果发现化橘红原植物在外果皮茸毛、茎非腺毛等方面存在显著差异，见表5-1、表5-2。

表5-1 毛橘红与光橘红原植物形态主要区别

形态	毛橘红	光橘红
原植物	化州柚	柚
树形	常绿乔木，高4～8 m	常绿乔木，高10～15 m
幼枝	密被柔毛，具微小针刺	毛不明显，具明显针刺
叶	单身复叶，两面均有柔毛，叶质较厚	单身复叶，叶下面有疏毛，叶质较薄
花	腋生，单生或总状花序，雄蕊20～25枚，花期2—3月	腋生，单生或总状花序，雄蕊25～45枚，花期3—4月
柑果	果径5～8 cm，外果皮密被白色茸毛，果熟期8～9个月	直径较大，外果皮光滑无毛，果熟期9～11个月

表5-2 毛橘红与光橘红原植物显微特征主要区别

部位	毛橘红	光橘红
原植物	化州柚	柚
茎表皮	有非腺毛	无非腺毛
茎皮层	由3～8层细胞组成，淀粉粒较多	淀粉粒较少
茎韧皮部	草酸钙方晶较多	草酸钙方晶较少
叶最外层栅栏组织	富含草酸钙方晶	不含草酸钙方晶
叶肉栅栏组织	由3层短圆柱状薄壁细胞组成，厚约70 μm	共3层，厚约28 μm，约为化州柚的1/3
上表皮	有非腺毛	无非腺毛
叶脉皮层	较厚	较薄

陈建华等也研究了化橘红基原化州柚与柚的植物形态及加工饮片性状和显微特征，结果发现化州柚与柚在树高，柑果果径大小，幼枝、叶面及柑果表皮是否被茸毛，显微构造等方面存在显著差异，易于区别，提供了一种化州柚与柚的鉴别方法。

（二）外观性状鉴别

外观性状是评价化橘红品质的重要指标之一。

熊萧萧认为毛橘红、光橘红和柚皮性状的主要区别是毛橘红表面为绿褐色或黄绿色，密被茸毛，质坚实，不易折断，气芳香醇厚；光橘红外果皮为黄绿色，无茸毛，质脆体轻，易折断，气香较弱；柚皮外表皮为黄棕色，光而无茸毛，质柔体轻，易折断，气香微弱。

林励等通过系统质量研究，制定了化橘红初加工品检验标准质量初步监测方法，其中关于产品等级划分的外观鉴定和有效成分含量要求见表5-3。

表5-3 不同等级化橘红质量标准对比

级别	特级品	甲级品	乙级品
外观	大小均匀，香气浓郁，坚实，成品圆柱直径＜2 cm，高＜3 cm；果皮表面青绿色，密被茸毛，手摸有细毛毡样舒适感	大小均匀，坚实，香气浓郁，成品圆柱直径＜3 cm，高＜5 cm；果皮表面青绿色，茸毛较多，手摸有细毛毡样舒适感	大小均匀，坚实，香气较浓，成品圆柱直径4 cm左右，高＞5 cm；果皮表面褐色，茸毛较少，手感较差
总黄酮含量	≥25%	≥11.5%	≥9%
柚皮苷含量	≥15%	≥8.5%	≥7%
野漆树苷含量	≥0.20%	≥0.20%	≥0.20%

陈小红等对35批收集的化橘红样品进行果实直径、质量和茸毛疏密程度等外观性状与内在指标综合分析，再结合市场调研结果，制定了化橘红商品规格等级标准。将化橘红分为一等、二等、三等、四等4个等级：一等，柚皮苷、总黄酮及野漆树苷质量分数分别为≥17.1%、≥21.0%和≥0.10%，果实直径≤3 cm，质量≤8.1 g；二等，柚皮苷、总黄酮及野漆树苷质量分数分别为8.1%～17.0%、12.2%～20.9%和≥0.10%，果实直径3～4 cm，质量8.2～21.5 g；三等，柚皮苷、总黄酮及野漆树苷质量分数分别为5.6%～8.0%、9.3%～12.1%和≥0.10%，果实直径4～5 cm，质量21.6～30.5 g；四等，柚皮苷、总黄酮及野漆树苷质量分数分别为3.5%～5.5%、5.5%～9.2%和≥0.10%，果实直径≥5 cm，质量≥30.6 g。该等级标准与传统的等级划分方法基本保持一致，可作为化橘红等级标准的参考。

（三）水分、灰分和浸出物检查

欧剑锋等对道地化橘红药材水分、灰分、浸出物标准进行研究，认为道地化橘红药材应以含水量不超过11.4%，总灰分不高于3.66%，酸不溶性灰分不高于0.08%，冷浸法水溶性浸出物含量不低于31.87%，热浸法水溶性浸出物含量不低于40.91%，冷浸法醇浸出物含量不低于18.28%，热浸法醇浸出物含量不低于22.57%为宜。

（四）分光光度法在化橘红质量研究中的应用

分光光度法中，紫外光谱分析和红外光谱分析是检测中药有效成分总含量最常用的方法，化橘红的总黄酮和多糖常用分光光度法进行测定。

庞瑞等以柚皮苷为对照品，在283 nm波长处测定吸光度，采用紫外分光光度法测定不同产地、不同品种柚皮中总黄酮的含量，结果显示化橘红中总黄酮含量最高，胡柚皮次之，普通柚皮较少；化橘红中总黄酮含量以化州橘红为最高。考虑到化橘红的二氢黄酮类物质在碱性检测条件下不稳定，黄兰珍根据黄酮类成分可与铝盐反应显色的原理，以柚皮苷为对照品，加硝酸铝显色，在306 nm处测定吸光度，采用紫外可见光分光光度法测得化州柚果皮的总黄酮含量。该方法的平均回收率为98.36%，相对标准偏差（RSD）为1.31%。总黄酮提取液组成复杂，样品处理过程中不可避免地带入天然色素等杂质成分，易产生背景干扰，为有效消除杂质成分的干扰，李琼霞等建立了一种双波长分光光度法测定化橘红中总黄酮的含量，实验结果表明该方法简单易行，适用于化橘红产品的质量控制。此外，因近红外光谱分析技术具有快速、简便、准确、样品无损等优点，近年已有学者将其应用于化橘红的快速测定中，建立了化橘红中柚皮苷含量近红外定量模型，所建模型预测集相关系数为0.992 7，校正集均方根偏差为0.074 6，预测集均方根偏差为0.282，验证集预测平均回收率为101.65%（n=9），表明所建模型性能较好，能准确预测化橘红中的柚皮苷含量。

邓玲玲等采用苯酚–硫酸比色法比较了不同产区和不同规格的化橘红类药材的多糖含量，结果表明，该方法的回收率达99.1%，RSD为0.34%；化橘红多糖的含量因品种及产地不同而有较大的变化，其含量范围在4%～14%，总体来看，副毛橘红中的多糖含量高于正毛橘红，平定产区的化橘红类药材中的多糖含量高于化州产区的化橘红类药材，研究人员认为这一结果与产地的加工方法有较大的关系。程荷凤等用紫外光谱（扫描范围190～400 nm）和红外光谱（扫描范围400～4 000 cm^{-1}），对化橘红水溶性多糖进行了研究，根据红外光谱显示的多糖特征吸收峰，初步确定化橘红多糖为含α–构型糖苷键的杂多糖。

除含量测定外，卢丽萍等还采用傅里叶变换红外光谱法（FTIR）建立不同品种化橘红药材红外指纹图谱，并应用Spectrum v5.0.1红外软件和SPSS 13.0统计软件对实验数据进行处理。结果FTIR图谱在1 820 ~ 950 cm^{-1}范围内选点归一化处理后毛橘红和光橘红差异显著，其在1 800 ~ 700 cm^{-1}范围内二阶导数谱差异亦显著，可作为两者主要鉴别特征；再通过聚类分析，鉴别不同品种化橘红药材正确率可达92.9%。周伟明等采用近红外光谱技术结合聚类分析和主成分分析模式识别方法，对多个不同产地的化橘红及其伪品进行快速无损鉴别，该方法准确、操作方便。

（五）薄层色谱法在化橘红质量研究中的应用

化橘红中的柚皮苷、野漆树苷、橙皮内酯水合物、异橙皮内酯、佛手柑内酯、异欧前胡素等成分可采用薄层色谱法进行鉴别或采用薄层色谱扫描法进行含量测定，但目前这些检测方法多被灵敏度和准确度更高的液相色谱等方法取代。

袁旭江等采用薄层色谱法，研究了毛橘红和光橘红各12个样品石油醚部分的指纹图谱的差异，结果显示，2个品种的差别主要表现为：光橘红中能检测到呈淡绿黄色斑点（即特异点），而毛橘红无法检出；毛橘红含佛手柑内酯，而光橘红难以检出；毛橘红中异欧前胡素含量高于光橘红，说明毛橘红与光橘红的石油醚部位的薄层色谱指纹图谱有显著差异，可用于区分毛橘红与光橘红。陈志霞等以佛手柑内酯和异欧前胡素为对照，建立了10个化橘红药材样品的薄层色谱指纹图谱，结果显示道地药材毛橘红与不同地区收集的非道地药材光橘红的荧光色谱图有显著差异，毛橘红含有光橘红所不含的1个蓝色斑点，即佛手柑内酯，该鉴别方法具有斑点非常清晰、分离较为理想、重现性好的特点，不仅可用于化橘红药材香豆素类成分的指纹图谱研究，而且可用于鉴别毛橘红和光橘红。皮达等采用聚酰胺薄膜层析法建立同时鉴别化橘红、陈皮、枳壳3种药材中橙皮苷、新橙皮苷和柚皮苷的薄层色谱方法，该方法简便、快捷、清晰、准确、可靠。

（六）液相色谱法在化橘红质量研究中的应用

液相色谱法是中药分析领域最常用的分析技术，而且能连接多种检测器，如紫外检测器、蒸发光散射检测器、质谱检测器等，适用于大部分化学成分的分析，因此也被广泛地应用于化橘红中黄酮类、香豆素类和有机酸等化学成分的质量研究，包括多成分同时测定、指纹图谱研究等。

1. 含量测定

李宇邦等采用HPLC建立一测多评法同时测定毛橘红与光橘红中柚皮苷、新橙皮苷、野漆树苷、柚皮素和芹菜素5种黄酮类成分的含量，结果表明毛橘红与光橘红中的柚皮苷、野漆树苷、柚皮素含量存在较大差异，其中毛橘红远优于光橘红。刘慧燕等采用HPLC分析比较了不同产地化橘红中柚皮苷、野漆树苷、新北美圣草苷、樱桃苷、mclitidin、柚皮素6种黄酮类成分，结果显示化州产化橘红中所测6种黄酮类成分的含量都高于广西、福建产的。宋茜等建立了同时测定化橘红中柚皮苷、野漆树苷、橙皮内酯水合物、水合氧化前胡素、异欧前胡素5种化学成分的HPLC，并测定了16批毛橘红和17批光橘红样品中的含量。结果表明不同产地的药材各个化学成分含量相差很大，且5种成分在毛橘红中的含量均高于在光橘红中的含量，柚皮苷、野漆树苷、橙皮内酯水合物、水合氧化前胡素和异欧前胡素在毛橘红中的平均含量分别为光橘红中的4.3倍、5.8倍、1.1倍、16.7倍和15.4倍。裴昆等采用HPLC同时测定化橘红药材中水合橘皮内酯、橘皮内酯、马尔敏和葡萄内酯的含量，通过对不同产地化橘红药材中水合橘皮内酯、橘皮内酯、马尔敏和葡萄内酯进行含量测定，结果表明，光橘红上述4种成分的含量均低于毛橘红中的量，其中产地为广西的化橘红虽然检测到含有马尔敏和葡萄内酯，但低于定量限。肖维强等采用HPLC测定化橘红中的10种香豆素类成分，包括羟甲香豆素、香豆素、7-甲氧基香豆素、呋喃香豆素、6-甲基香豆素、5,7-二甲氧基香豆素、佛手柑内酯、欧前胡素、异欧前胡素和香柠檬亭，并对采自广东省茂名市化州市10个不同栽培地点的化橘红样品进行分析，除6-甲基香豆素和5,7-二甲氧基香豆素未在样品分离中出现外，其余的香豆素类成分均在化橘红样品中出现，10个样品间在香豆素含量上存在显著差异，各样品中基本以香豆素和异欧前胡素这2种香豆素类成分为主。谢辉等采用固相萃取（SPE）对化橘红、陈皮、青皮等5种柑橘类药材的乙醇浸提物进行杂质去除和富集浓缩处理，再采用HPLC-DAD法分离并测定其中芸香柚皮苷、柚皮苷、橙皮苷、柚皮素、橙皮素5种黄烷酮物质和川陈皮素的含量，发现柚皮苷在化橘红中含量最高。

刘群娣等采用HPLC-DAD-MS/MS方法，比较分析毛橘红与光橘红中主要化学成分的组成和含量异同，结果获得黄酮类及香豆素类化学物丰富的结构信息，归属了其中13种化合物，发现毛橘红含有未在光橘红中检测出的佛手柑内酯，且毛橘红的柚皮苷、野漆树苷、水合氧化前胡素和异欧前胡素含量明显高于光橘红。

张旭倩等采用高效液相色谱-蒸发光散射检测法（HPLC-ELSD）测定了不同来源和品种化橘红中的活性成分肌醇的含量，结果发现化橘红不同栽培品种中肌醇含量差别较大，由高到低依次为陆福＞黄绒果＞假西洋＞金钱肚=大茶岭＞凤尾。

超高效液相色谱法（UPLC）是在高效液相色谱法的基础上发展而来的一种新兴的液相色谱技术，具有超高效、超高分离度、超高灵敏度等特点，已被广泛应用于中药分析领域。邓少东等用UPLC测定酸水解前后化橘红中柚皮苷、野漆树苷、柚皮素、芹菜素的含量，结果显示，酸水解前可同时测定柚皮苷、野漆树苷、柚皮素、芹菜素的含量，酸水解后柚皮苷、野漆树苷分别转化为柚皮素、芹菜素，该方法分离度良好、灵敏度高，且高效、快速，能在5分钟内完成检测。陈昭等采用超高效液相色谱-质谱联用法（UPLC-MS）测定化橘红PPARα靶标激动成分橙皮苷、柚皮苷和橙皮内酯水合物的含量，结果表明，化橘红有效部位中橙皮苷的平均含量为0.738 mg/g，柚皮苷含量为24.496 mg/g，橙皮内酯水合物含量为4.167 mg/g，该方法快速、灵敏、准确，适用于对化橘红进行活性导向的多指标质量控制。钟广智等采用UPLC-MS测定化橘红中具有孕烷X受体（PXR）调控活性的柚皮苷、橙皮内脂水合物和芹黄素含量，结果表明，10批物质基准评价用浸膏中，柚皮苷含量为7.013 ~ 8.658 mg/g ，橙皮内酯水合物含量为0.822 ~ 1.164 mg/g，芹黄素含量为0.486 ~ 0.619 mg/g，该方法快速、准确，可以作为化橘红的质量评价方法。Li等采用超高效液相色谱-二极管阵列检测器–四极杆–飞行时间–串联质谱法（UPLC–DAD–Q–TOF–MS/MS）快速评价化橘红的整体质量，结果表明化橘红外果皮和全果样品中均含有丰富的黄酮类和香豆素类成分，全果中主要黄酮类成分含量显著高于外果皮，该方法可用于化橘红原料及其制品的质量控制和标准化。

除检测内含物质外，液相色谱法还被应用于化橘红中农药残留、展青霉素等有害物质的检测。郑龙等针对化橘红生产环节常用的阿维菌素、吡虫啉、灭幼脲和噻嗪酮等4种农药，建立了固相萃取–液相色谱–串联质谱检测方法（SPE–LC–MS/MS），该方法操作简便快捷，结果准确可靠，能满足化橘红农药残留分析的要求。李纯等采用液相色谱–串联质谱法（LC–MS/MS）测定化橘红中49种农药及相关化学品残留，该方法能快速有效地检测化橘红中的农药多残留，为芸香科果实、果皮类中的农药残留测定提供借鉴。侯惠婵等采用高效液相色谱–串联质谱法（HPLC–MS/MS）建立化橘红药材中展青霉素含量测定方法，实现对化橘红中展青霉素的快速筛查和准确定量。

2. 指纹图谱

陈志霞等应用HPLC，以柚皮苷为参比，相对保留时间和峰面积百分比为参数，建立不同品种和产地的10批化橘红样品的HPLC指纹图谱，结果不同品种化橘红（毛橘红和光橘红）的图谱存在较大的差异，标示出30多个峰中20多个峰为毛橘红与光橘红的共有峰，其主要色谱峰的DAD光谱均显示黄酮特征；大部分光橘红样品在51.4分钟有1个含量超过10%的峰，而毛橘红则难以检测到此峰或含量极低，此外，毛橘红中柚皮苷和野漆树苷含量明显高于光橘红，故柚皮苷和野漆树苷峰所占的百分比含量也可成为区分二者的另一个依据。王铁杰等采用小鼠酚红排泌法、氨水引咳法和耳廓肿胀法对毛橘红和光橘红进行止咳、祛痰和抗炎作用研究，建立了基于药效的毛橘红和光橘红70%乙醇提取物的HPLC指纹图谱，显示毛橘红与光橘红的指纹图谱分别有18个和17个共有峰，从对照指纹图谱和聚类分析结果看，两者存在明显差异，这可能是两者药效存在差异的主要原因。王莲婧等采集了50批不同栽培品种毛橘红的HPLC指纹图谱，生成毛橘红共有模式的对照指纹图谱，其中共有色谱峰18个，不同栽培品种样品指纹图谱整体特征相似，与对照指纹图谱比较，不同栽培品种毛橘红指纹图谱的相似度均高于0.93；进一步处理，生成各个栽培品种的对照指纹图谱，将各栽培品种对照图谱与50批毛橘红指纹图谱进行相似度计算，结果显示品种判断成功率达92%。邓少东等采用UPLC和HPLC对17批化橘红药材的黄酮类成分进行指纹图谱分析，分别建立了化橘红黄酮类成分的UPLC与HPLC指纹图谱共有模式，其中UPLC标识出21个共有峰，HPLC标识出17个共有峰，与HPLC相比，UPLC更高效、快速、灵敏。肖维强等应用HPLC，对来自化州市的化州柚产地11个点进行取样，建立化橘红香豆素类成分HPLC指纹图谱，有9个共有峰，其中香豆素、呋喃香豆素、佛手柑内酯和异欧前胡素的含量高且较稳定。王闽予、田芳等研究分别建立了同时适用于化橘红、个青皮、四花青皮、陈皮、枳壳、枳实药材的UPLC特征图谱及多指标含量测定方法，为芸香科药材的鉴别提供参考依据。

（七）气相色谱法在化橘红质量研究中的应用

气相色谱法主要应用于化橘红中挥发油的质量分析、农药残留检测等。林励等用GC-MS对不同品种化橘红挥发油成分做了比较，结果显示化州柚及柚果皮挥发油含量在0.72%~0.95%，从两者油中均检出30多种化学成分，种类大致相同，但化州柚富含的γ-松油烯却不能从柚中检出。陈连剑等采用GC-MS对正毛化橘红、副毛化橘红和无毛化橘红超临界CO_2萃取物进行了分析，结果显示三者间化学成分差异明显，正毛化橘红中含量较高的主要是低沸点的烯烃类化合物和倍半萜类化合物，包括β-月桂烯、柠檬烯、γ-松油烯、EPI-双环倍半水芹烯等；副毛化橘红中含量较多的组分集中在中沸点区域，以脂肪酸及其酯类为主，烯烃类及倍半萜类物质的数量和相对含量与正毛化橘红相比明显减少；广西产无毛化橘红主要成分集中在低沸点和高沸点2类中，且在低沸点区域未见β-月桂烯、柠檬烯、γ-松油烯等有效止咳成分，在高沸点区域则存在大量的酮式甾醇化合物，而化州产化橘红中不存在或仅有少量的酮式甾醇化合物，这是两者的一个显著差异。陈晓颖等应用GC-MS对化橘红的外果皮和幼果的脂溶性化学成分进行分析，结果显示化橘红幼果中挥发油的数量和相对含量相比化橘红外果皮明显增多，尤其是柠檬烯，他们认为挥发油含量较高可能就是化橘红胎疗效优于化橘红外果皮的原因。韩寒冰等通过无水乙醇超声辅助提取化州柚的花、果实和叶中的化学成分，运用在线凝胶渗透色谱-气相色谱-质谱联用（GPC-GC/MS）技术分析鉴定其中挥发油的成分，结果从果实中共分离出71种成分，鉴定出其中的36种，主要成分是β-月桂烯（24.35%）、γ-萜品烯（20.70%）和大根香叶烯D（18.46%）。

周伟明等采用顶空固相微萃取-气相色谱-质谱联用法（HS-SPME-GC-MS）和衰减全反射-傅里叶变换红外光谱联用法（ATR-FTIR）对不同产地化橘红进行检测分析，建立道地毛橘红HS-SPME-GC-MS指纹图谱，同时采用HS-SPME-GC-MS对毛橘红和光橘红的挥发性成分进行分析与鉴定。莫穗芬等建立HS-GC/MS快速分析橘红胎中挥发性成分，比较不同品种橘红胎挥发性成分的差异。覃挺红运用气相色谱-离子迁移谱联用法（GC-IMS）分析化橘红胎挥发性成分，并以二维俯视图、三维谱图、指纹图谱比较不同样品的挥发性有机物差异，建立化州柚与柚（光青、沙田柚）、不同产地化州柚的判别模型。

熊颖等采用固相分散萃取-气相色谱-三重四极杆串联质谱法（QuEChERS-GC-MS/MS）对27批化橘红中65种农药残留进行检测，样品测定结果分析，2批光橘红检出禁用农药3种，毛橘红未检出禁用农药。1批毛橘红检出氯丹，光橘红检出常用限用农药较多。李纯等采用GC-MS/MS建立化橘红农药多残留的检测方法，共测定57种农药及相关化学品残留。阙秋燕建立气相色谱法、气相色谱-质谱联用法，对化橘红中有机磷农药残留进行测定。

（八）其他分析技术在化橘红质量研究中的应用

除以上常用的分析技术外，电子舌和电子鼻技术、电感耦合等离子体质谱分析技术、神经网络技术、电化学传感器技术等也有应用于化橘红质量研究中。

熊萧萧等运用了电子舌和电子鼻技术对不同年份的化橘红进行了年

份识别的尝试。结果发现，电子舌识别中采用主成分分析和判别因子分析（DFA）均保留了样品原始数据绝大部分的信息量，对不同配比样品之间做了较好的区分，10个贮藏年份的样品在图中已经完全分离，互不干扰。电子舌也能将随机选取的不同年份的化橘红样品与广柑、柠檬、甜橙、沙田柚、臭皮柑等非化橘红样品进行有效区分。电子鼻能较好地识别化橘红溶液和非化橘红溶液，但对于区分不同年份的化橘红溶液效果较差，直接进行区分的难度较大。推测原因是化橘红溶液的挥发性物质种类可能较为固定，不同年份之间差异较小，产生的电信号差异非常小，尚不足以达到区分的水平。

刘慧燕等用电感耦合等离子体质谱法（ICP-MS）测定了化橘红中的27种无机元素含量，结果显示被测的27种元素中，道地化橘红的Ca、K、Al、B、Ti、Rb、Sr、Be、Co、Ga、Mo元素含量均高于其他产地的化橘红；所有样品中重金属如Pb、As、Hg、Gr和Cu的含量均在安全限值范围内，表明道地化橘红在无机元素组成上具有明显的优势。与上述研究结果不同，对于产自化州的20批化橘红（7批大果、13批幼果），黎晓欣等同样采用ICP-MS分析测定其中重金属及有害元素等26种无机元素的含量，结果显示有1批化橘红样品Pb超标，3批化橘红样品Cu超标，16批化橘红样品重金属及有害元素重量（Cu、As、Mo、Ag、Cd、Sb、Ba、Tl、Pb、Hg）大于20 mg/kg，表明化橘红存在重金属污染问题。两者研究结果的差异可能与化橘红样品的生产年份、批次不同相关。

指纹图谱的相似度计算一般采用相关系数或相合系数法，两者能快速、较好地通过完整指纹图谱或色谱峰面积（峰高）计算指纹图谱的相似程度，然而存在一定的局限性：均采用等权重的形式求取相似度，这可能会淹没特征值的个性信息，进而可能导致对整体相似度的误判。在鉴别道地毛橘红时，使用两者计算所得的光橘红与毛橘红相似度均较高，难以做出有效识别。因此，有学者应用光谱分析结果结合人工神经网络等数据分析技术，以提高化橘红的识别率。魏航等收集不同产地的23批化橘红药材样品的HPLC指纹图谱，采用主成分分析法提取主成分，利用反向传播

（BP）神经网络进行模式识别，建立了有效识别毛橘红和光橘红的神经网络模型，有效识别率超过91.3%，其中毛橘红均能被正确识别。陈南迪等采用傅里叶变换红外光谱法及HPLC建立不同品种化橘红的指纹图谱，采用自组织竞争型人工神经网络进行模式识别，结果自组织竞争型神经网络模型对化橘红粉末、提取物红外及HPLC指纹图谱预测平均准确率达91.67%，可有效用于化橘红品种的识别；还研究了毛橘红总黄酮HPLC指纹图谱与其抗氧化活性的谱效关系，采用HPLC制备毛橘红总黄酮指纹图谱，应用灰色关联数学模型计算各色谱峰与抗氧化活性的灰色关联度，采用逐步多元回归法对指纹色谱峰进行回归，筛选出对抗氧化作用有统计学意义的4个峰，并结合广义回归神经网络（GRNN）进行抗氧化性预测，结果建立了可直接通过毛橘红指纹图谱判别其抗氧化活性的数学方程，可避免人为因素对实验结果产生的影响，同时为毛橘红药效评价系统的建立提供了研究基础。魏航等运用基于范数与信息熵赋权法的灰色关联分析，建立了基于灰色系统理论的化橘红HPLC指纹图谱模式识别模型，结果显示熵权与范数的灰色关联分析均能准确识别出毛橘红与光橘红2个品种，克服了传统相似度或灰色关联分析在化橘红色谱指纹图谱分析中的误判问题；对药材中化学成分的种类与含量十分接近的毛橘红不同栽培品种的识别率超过92.85%。潘莎莎等以81个正毛化橘红、37个其他品种橘红共118个样品为研究对象，构建了傅里叶变换衰减全反射红外光谱法结合多层感知器（MLP）判别模型，以及荧光光谱成像技术结合MLP判别模型，均能快速、可靠地对化橘红的类别进行鉴别，且所需样品量少，无须复杂前处理，识别正确率可达100%。

Xia等设计并制备了同时检测柚皮苷和橙皮苷的电化学传感器，对化州柚果实提取物进行检测，结果表明构建的电化学传感器具有高灵敏度、高选择性和高回收率，可用于水果中生物类黄酮的检测。沈小钟等结合高光谱图像检测技术和不同的判别模型对4种来源的化橘红样品粉末进行了快速判别，结果基于特征波段光谱与全波段光谱建立的极限学习机（ELM）模型取得了最佳效果，总体识别精度、正品皮识别精度分别为84%、95%，表明高光谱图像技术用于化橘红粉末真伪鉴别具有可行性。彭颖等采用氨基酸自动分析仪，测定了化橘红3个不同月份果实及成熟期的叶子与花的氨基酸含量，结果表明化橘红果实月份越大，氨基酸总量与种类越多，化橘红果实8种必需氨基酸含量为8.51 ~ 122.14 mg/100 mL、10种药效氨基酸含量为2.02 ~ 92.67 mg/100 mL，而且化橘红的果实越成熟，氨基酸的种量越丰富。

四、化橘红相关质量标准

（一）国家标准

以下为各版本《中国药典》关于“化橘红”质量标准的记录情况：1953年版未收载“化橘红”或“橘红”；1963年版开始收载“橘红”，项下包括橘类橘红和柚类橘红；1977年版也收载了“橘红”，但项下仅有柚类橘红，不包括橘类橘红；1985年版首次建立“化橘红”项，并将“化橘红”与“橘红”分列，前者植物来源是化州柚或柚，后者植物来源是橘及其栽培变种。此后各个版本的收载情况与1985年版基本一致。

化橘红药材现行国家标准收载于《中国药典》2020年版一部，部分内容如下：

【性状】

化州柚：呈对折的七角或展平的五角星状，单片呈柳叶形。完整者展平后直径15 ~ 28 cm，厚0.2 ~ 0.5 cm。外表面黄绿色，密布茸毛，有皱纹及小油室；内表面黄白色或淡黄棕色，有脉络纹。质脆，易折断，断面不整齐，外缘有1列不整齐的下凹的油室，内侧稍柔而有弹性。气芳香，味苦、微辛。

柚：外表面黄绿色至黄棕色，无毛。

【鉴别】

①粉末显微：化橘红粉末暗绿色至棕色。中果皮薄壁细胞形状不规则，壁不均匀增厚，有的作连珠状或在角隅处特厚。果皮表皮细胞表面观多角形、类方形或长方形，垂周壁增厚，气孔类圆形，直径18 ~ 31 μm，副卫细胞5 ~ 7个，侧面观外被角质层，靠外方的径向壁增厚。偶见碎断的非腺毛，碎段细胞多至十数个，最宽处直径约33 μm，具壁疣或外壁光滑、

内壁粗糙，胞腔内含淡黄色或棕色颗粒状物。草酸钙方晶成片或成行存在于中果皮薄壁细胞中，呈多面形、菱形、棱柱形、长方形或形状不规则，直径1 ~ 32 μm，长5 ~ 40 μm。导管为螺纹导管和网纹导管。偶见石细胞及纤维。

②薄层鉴别：取化橘红粉末0.5 g，加甲醇5 mL，超声处理15分钟，离心，取上清液作为供试品溶液。另取柚皮苷对照品，加甲醇制成每1 mL含1 mg的溶液，作为对照品溶液。按照《中国药典》2020年版通则0502薄层色谱法试验，吸取上述2种溶液各2 μL，分别点于同一高效硅胶G薄层板上，以乙酸乙酯–丙酮–冰醋酸–水（8∶4∶0.3∶1）为展开剂，展开，取出，晾干，喷以5%三氯化铝乙醇溶液，在105 ℃加热1分钟，置紫外光灯（365 nm）下检视。供试品色谱中，在与对照品色谱相应的位置上，显相同颜色的荧光斑点。

【检查】

①水分：按照《中国药典》2020年版通则0832第四法测定，不得过11.0%。

②总灰分：按照《中国药典》2020年版通则2302测定，不得过5.0%。

【含量测定】

柚皮苷（$C_{27}H_{32}O_{14}$）的含量测定，按照《中国药典》2020年版通则0512高效液相法测定。

色谱条件与系统适用性试验：以十八烷基硅烷键合硅胶为填充剂；以甲醇–醋酸–水（35∶4∶61）为流动相；检测波长为283 nm。理论板数按柚皮苷峰计算应不低于1 000。

对照品溶液的制备：取柚皮苷对照品适量，精密称定，加甲醇制成每1 mL含60 μg的溶液，即得。

供试品溶液的制备：取本品粉末（过二号筛）约0.5 g，精密称定，置具塞锥形瓶中，精密加入甲醇50 mL，称定重量，水浴加热回流1小时，放冷，再称定重量，用甲醇补足减失的重量，摇匀，滤过，精密量取续滤液5 mL，置50 mL量瓶中，加体积分数为50%的甲醇至刻度，摇匀，即得。

测定法：分别精密吸取对照品溶液与供试品溶液各10 μL，注入液相色谱仪，测定，即得。

本品按干燥品计算，含柚皮苷（$C_{27}H_{32}O_{14}$）不得少于3.5%。

【炮制】除去杂质，洗净，闷润，切丝或块，晒干。

（二）地方标准

共有28个相关地方标准收载化橘红，其中广东省3个，其他省（区、市）25个。广东省地方标准包括《广东省中药材标准　化橘红胎（化橘红珠）》（2021年版）、《广东省中药炮制规范》（1984年版）、广东省质量技术监督局发布的《地理标志产品　化橘红》（DB4409/T 06—2019），内容摘录如表5-4所示。

表5-4　关于化橘红的代表性地方标准

序号	标准名称	收载条目	备注
1	《广东省中药材标准　化橘红胎（化橘红珠）》（2021年版）	化橘红胎（化橘红珠）	化州柚的干燥幼果。春末夏初果实未成熟时采收，杀青，干燥；或杀青后压制成圆柱形，干燥；或杀青后纵切为2或4瓣，干燥；或切片，杀青，干燥。炮制：类圆片状者除去杂质；未切片者洗净，闷润，切片、切丝或切块，干燥
2	《广东省中药炮制规范》（1984年版）	橘红	化州柚的干燥未成熟外果皮。夏季采摘未成熟的果实，置沸水中略烫后，将果皮均成5～7瓣，除去果瓣及部分中果皮，压平，干燥。炮制：除去杂质，切丝
		橘红胎	化州柚的干燥幼果。春季收集幼果，晒干。炮制：除去杂质，洗净，闷润，切薄片，晒干
3	《地理标志产品　化橘红》（DB4409/T 06—2019）	化橘红	化州柚的幼果及果皮。在幼果时采收。采收时间在5月初至6月中旬
4	《湖南省中药材炮制规范》（1999年版）	化橘红	化州柚或柚的未成熟或近成熟果实的外层果皮及幼小果实

1.《广东省中药材标准 化橘红胎（化橘红珠）》（2021年版）

本品为芸香科植物化州柚*Citrus grandis*‘Tomentosa’的干燥幼果。春末夏初果实未成熟时采收，杀青，干燥；或杀青后压制成圆柱形，干燥；或杀青后纵切为2或4瓣，干燥；或切片，杀青，干燥。

【性状】

本品呈近球形、圆柱形、半球形、1/4球形或类圆片状，直径不超过6 cm。表面黄绿色至墨绿色或棕褐色，密布茸毛，有皱纹及小油室；中果皮黄白色至黄棕色，有脉络纹。完整者可见先端有花柱脱落的痕迹，基部有圆形果柄的疤痕。质坚硬，不易切开，切面平整，外缘有1列不整齐的下凹的油室，内侧可见细小瓢囊，黄棕色至棕褐色；类圆片状者质硬脆，受潮后稍柔韧。气芳香，味苦、微辛。

【鉴别】

①本品粉末黄白色至棕褐色。中果皮薄壁细胞形状不规则，壁不均匀增厚，有的作连珠状或在角隅处特厚。果皮表皮细胞表面观多角形、类方形或长方形，垂周壁增厚，气孔类圆形，直径18～31 μm，副卫细胞5～7个，侧面观外被角质层，靠外方的径向壁增厚。可见碎断的非腺毛，碎断细胞多至十数个，最宽处直径约33 μm，具壁疣或外壁光滑、内壁粗糙，胞腔内含淡黄色或棕色颗粒状物。草酸钙方晶成片或成行存在于中果皮薄壁细胞中，呈多面形、菱形、棱柱形、长方形或形状不规则，直径1～32 μm，长5～40 μm。导管为螺纹导管和网纹导管。偶见石细胞及纤维。

②取本品粉末0.5 g，加甲醇5 mL，超声处理15分钟，离心，取上清液作为供试品溶液。另取化橘红胎对照药材0.5 g，同法制成对照药材溶液；或另取化橘红胎对照提取物适量，加甲醇制成每1 mL含40 mg的溶液，摇匀，超声处理15分钟使溶解作为对照提取物溶液。照薄层色谱法（《中国药典》2020年版通则0502）试验，吸取上述2种溶液各2 μL，分别点于同一高效硅胶G薄层板上，以乙酸乙酯–丙酮–冰乙酸–水（8：4：0.3：1）为展开剂，展开，取出，晾干，喷5%三氯化铝乙醇溶液，在105 ℃加热1分钟，

置紫外光灯（365 nm）下检视。供试品色谱中，在与对照药材或对照提取物色谱相应的位置上，显相同颜色的荧光斑点。

【检查】

①水分：不得过12.0%（《中国药典》2020年版通则0832第二法）。

②总灰分：不得过5.0%（《中国药典》2020年版通则2302）。

【浸出物】

照水溶性浸出物测定法（《中国药典》2020年版通则2201）项下的冷浸法测定，用水做溶剂，不得少于35.0%。

【含量测定】

照高效液相色谱法（《中国药典》2020年版通则0512）测定。

色谱条件与系统适用性试验：以十八烷基硅烷键合硅胶为填充剂；以甲醇–0.3%醋酸溶液（35∶65）为流动相；柚皮苷检测波长为283 nm，野漆树苷检测波长为338 nm。理论板数分别按柚皮苷峰和野漆树苷峰计算均应不低于3 000。

对照品溶液的制备：取柚皮苷、野漆树苷对照品适量，精密称定，加甲醇制成每1 mL分别含柚皮苷400 μg、野漆树苷10 μg的混合溶液，即得。

供试品溶液的制备：取本品粉末（过二号筛）约0.5 g，精密称定，置100 mL容量瓶中，精密加入甲醇50 mL，超声处理30分钟（150 W，40 kHz），放冷，加体积分数为50%的甲醇至刻度，摇匀，滤过，取续滤液，即得。

测定法：分别精密吸取对照品溶液与供试品溶液各5 μL，注入液相色谱仪，测定即得。

本品按干燥品计算，含柚皮苷（$C_{27}H_{32}O_{14}$）不得少于7.5%，野漆树苷（$C_{27}H_{30}O_{14}$）不得少于0.20%。

2.《地理标志产品　化橘红》（DB4409/T 06—2019）

【范围】

本标准规定了化橘红的地理标志产品保护范围、术语和定义、技术要求、试验方法和标志。

本标准适用于国家质量监督检验检疫行政主管部门根据《地理标志产品保护规定》批准保护（国家质量监督检验检疫总局2006年第219号公告）的化橘红。

【地理标志产品保护范围】

化橘红地理标志产品保护范围以广东省化州市人民政府《关于要求划定化橘红产地范围的函》（化府函〔2006〕25号）提出的范围为准，为广东省化州市河西街道、石湾街道、新安镇、官桥镇、中垌镇、丽岗镇、林尘镇、江湖镇、合江镇、那务镇、平定镇、文楼镇、播扬镇、宝圩镇14个镇、街道现辖行政区域。

【术语和定义】

①化橘红。

在化橘红地理标志产品保护范围内种植，以芸香科植物化州柚*Citrus grandis*‘Tomentosa’鲜果经过加工而成的质量符合本标准要求的产品。

②化橘红珠（胎果）。

在化橘红地理标志产品保护范围内种植，以春末夏初果实未成熟时采收的芸香科植物化州柚*Citrus grandis*‘Tomentosa’新鲜幼果经过加工而成的质量符合本标准要求且直径不超过6 cm的干燥果实。

③化橘红片（皮）。

化橘红鲜果经沸水烫漂后烘干或高温（80 ~ 90 ℃）烘断青变软，再用切刀在化橘红果顶端开刀，往下行半径切至3/4收刀，共切5刀或7刀，削去果内瓤，烘干或压制而成的产品。

【技术要求】

①化橘红种植要求。

按《国家质量监督检验检疫总局2006年第219号公告》相关的规定进行。

②产品质量。

a. 感官要求：应符合表5-5的规定。

表5-5　化橘红珠/片的感官要求

项目	化橘红珠（胎果）	化橘红片（皮）
色泽	果皮表面黄绿色或青褐色	
形态	表面密布茸毛，有小油室	呈对称的七角或展平五角星状，单片呈柳叶形，表面密布茸毛，有小油室
气味、滋味	气味芳香，味苦、微辛	

b. 理化指标：应符合表5-6的规定。

表5-6　化橘红珠/片的理化指标

项目	指标/%
总黄酮含量	≥5.50
柚皮苷含量	≥5.00
野漆树苷含量	≥0.20
挥发油含量	≥0.50
干燥失重	≤15.0

c. 卫生指标：应符合《食品安全国家标准　食品中污染物限量》（GB 2762—2022）、《食品安全国家标准　食品中农药最大残留限量》（GB 2763—2021）的规定。

【试验方法】

①感官检验。

在天然散射光线或无反射光的白色透射光线下，对化橘红产品进行眼看、鼻闻、口尝。

②总黄酮含量测定。

按《地理标志产品　化橘红》（DB4409/T 06—2019）中化橘红总黄酮含量测定方法进行。

③柚皮苷含量测定。

按《中国药典》2020年版化橘红项下规定的方法检测。

④野漆树苷含量测定。

按《地理标志产品　化橘红》（DB4409/T 06—2019）中野漆树苷含量测定方法进行。

⑤挥发油含量测定。

按《中国药典》2020年版2204挥发油测定法甲法进行测定。

⑥干燥失重的测定。

按《食品安全国家标准　食品中水分的测定》（GB 5009.3—2016）规定中真空干燥法进行。

【标志】

产品的包装标志应符合《食品安全国家标准　预包装食品标签通则》（GB 7718—2025）、《地理标志产品标准通用要求》（GB/T 17924—2008）的规定。

（三）团体标准

除国家标准、地方标准外，还有许多社会团体也发布了化橘红相关标准，作为推荐性行业标准。例如，广东省中药协会2023年发布的《毛橘红（胎）药材商品规格等级标准》、世界中医药学会联合会2022年公示的《国际化道地药材　化橘红》（征求意见稿）、中华中医药学会2019年发布的《道地药材　第100部分：化橘红》和2018年发布的《中药材商品规格等级　化橘红》等。

1. 广东省中药协会《毛橘红（胎）药材商品规格等级标准》

【术语和定义】

①毛橘红。

为芸香科植物化州柚*Citrus grandis*‘Tomentosa’的干燥幼果及未成熟或近成熟的干燥外层果皮，以广东省化州罗江流域两岸为中心，核心区域包括平定、文楼、合江和中垌及其周边地区。

②毛橘红胎。

将化州柚幼果直接高温（80 ~ 90 ℃）烘干或经沸水烫漂后55 ~ 75 ℃烘干的产品或经沸水烫漂后55 ~ 75 ℃烘至六成干，压制再烘干而成的产品，一般采收于4—6月。

③毛橘红片（皮）。

将化州柚未成熟或近成熟的鲜果直接高温（80 ~ 90 ℃）烘断青变软或经沸水烫漂后55 ~ 75 ℃烘至六成干，再用切刀切成5瓣或7瓣，削去果内瓤，烘干或压制再烘干而成的产品，一般采收于6—8月。

④正毛。

化州柚幼果及未成熟或近成熟的外层果皮表面茸毛密且长，手触似毛毡。

⑤副毛。

化州柚幼果及未成熟或近成熟的外层果皮表面茸毛短小或稀疏。

【规格等级划分】

按照不同的药用部位，将毛橘红划分为毛橘红胎和毛橘红片（皮）2种规格；按照茸毛的特征，将毛橘红划分为正毛和副毛2种规格，即将毛橘红划分为正毛毛橘红胎、副毛毛橘红胎、正毛毛橘红片（皮）和副毛毛橘红片（皮）4种规格，在各规格项下，按照内在质量的不同，划分为2个等级，应符合表5-7要求。

表5-7　毛橘红（胎）药材商品规格等级要求

规格		等级	茸毛特征	柚皮苷/%（以干燥品计）	野漆树苷/%（以干燥品计）
毛橘红胎	正毛	一等品	表面茸毛密且长，手触似毛毡	≥8.5	≥1.00
		二等品		≥7.5	≥0.40
	副毛	一等品	表面茸毛短小或稀疏	≥8.5	≥0.20
		二等品		≥7.5	
毛橘红片（皮）	正毛	一等品	表面茸毛密且长，手触似毛毡	≥4.5	≥1.00
		二等品		≥3.5	≥0.40
	副毛	一等品	表面茸毛短小或稀疏	≥4.5	≥0.10
		二等品		≥3.5	

【质量要求】

①性状特征。

毛橘红胎：呈近球形或圆柱形，直径不超过6 cm，完整者重10 ~ 50 g。表面黄绿色至墨绿色或棕褐色，密被茸毛或被茸毛，有皱纹及小油室；中果皮黄白色至黄棕色，有脉络纹。完整者可见先端有花柱脱落的痕迹，基部有圆形果柄的疤痕。质坚硬，不易切开。气芳香，味苦、微辛。

毛橘红片（皮）：呈对折的七角、五角或展平的五角星状，单片呈柳叶形。完整者展平后直径15 ~ 28 cm，厚0.2 ~ 0.5 cm。外表面黄绿色，密被茸毛或被茸毛，有皱纹及小油室；内表面黄白色或淡黄色，有脉络纹。质脆，易折断，断面不整齐，外缘有1列不整齐的下凹的油室，内侧稍柔而有弹性。气芳香，味苦、微辛。

②鉴别。

显微鉴别：毛橘红胎应符合《广东省中药材标准　化橘红胎（化橘红珠）》（2021年版）【鉴别】项下的规定。毛橘红片（皮）应符合《中国药典》一部“化橘红”【鉴别】项下的规定。

【检查】

①水分：照《中国药典》通则0832第二法测定。毛橘红胎不得过12.0%；毛橘红片（皮）不得过11.0%。

②总灰分：照《中国药典》通则2302的规定测定。均不得过5.0%。

③农药残留：照《中国药典》通则2341第五法测定。均不得检出33种禁用农药。

④重金属：照《中国药典》通则2321电感耦合等离子体质谱法测定。铅均不得过5.0 mg/kg、镉均不得过0.3 mg/kg、砷均不得过2.0 mg/kg、汞均不得过0.2 mg/kg、铜均不得过20.0 mg/kg。

⑤二氧化硫：照《中国药典》通则2331二氧化硫残留量测定法的第一法测定。均不得过150 mg/kg。

【水浸出物】

照《中国药典》通则2201项下水溶性浸出物测定法的冷浸法测定。毛橘红胎不得少于35.0%；毛橘红片（皮）不得少于27.0%。

【含量测定】

按照《广东省中药材标准　化橘红胎（化橘红珠）》（2021年版）【含量测定】项下的方法进行测定。应符合表5-7的限度要求。

2. 中华中医药学会《道地药材　第100部分：化橘红》

【术语和定义】

指产于以广东化州罗江流域两岸为中心，核心区域包括平定、文楼、合江和中垌及其周边地区的化橘红。

【来源及形态】

①来源。

本品为芸香科植物化州柚*Citrus grandis*'Tomentosa'的未成熟干燥果实及干燥外层果皮。

②形态特征。

常绿小乔木，高3 ~ 3.5 m。枝干直立，枝条粗壮，斜生，幼枝上被浓密柔毛，并有微小针刺。叶互生；叶柄的叶翼倒心形；长2 ~ 3 cm，宽1.2 ~ 2 cm，全体有毛，主脉及叶翼边缘尤多；叶片肥厚柔软，长椭圆形，长8 ~ 15 cm，宽3 ~ 6 cm，先端浑圆或微凹入，基部圆钝，边缘浅波状，上面深绿色，主脉上有柔毛，下面深黄绿色，主脉上亦有柔毛。花极香，单生或腋生花序；萼4浅裂，宽约1 cm；花瓣白色，矩圆形；雄蕊20 ~ 25；子房圆形，有圆柱状的花柱及极大的柱头。未成熟的果实果皮被毛。成熟的果实圆形或略扁，大小不一，呈柠檬黄色。油室大而明显。种子扁圆形或扁楔形，白色或带黄色。花期3月，果期4—10月。

【道地产区及生境特征】

①道地产区。

以广东化州罗江流域两岸为中心，核心区域包括平定、文楼、合江和中垌及其周边地区。

②生境特征。

化州位于广东西部，北纬21° 29′ ~22° 13′，东经110° 20′ ~110° 45′，为

近海低丘陵山区，其中山地占51%，丘陵占39%，谷地和平原占10%。化州地处亚热带，气候温和，热量丰富，年平均气温21 ℃，年平均日照时数2 500小时以上，雨量充沛，年平均降雨量1 900 mm。种植化橘红的土壤属偏酸性赤红土壤，pH值5.5 ~ 6.5，土壤结构良好，有机质含量≥2%，富含礞脱石及锰、镁、铁、钛等元素，山地土壤淋溶作用较为强烈。

【质量特征】

①质量要求。

应符合《中国药典》一部对化橘红的相关质量规定。应符合表5-8的规定。

表5-8 化橘红道地药材质量要求

项目	指标/%
总黄酮含量	≥5.50
柚皮苷含量	≥5.00
野漆树苷含量	≥0.20
挥发油含量	≥0.50
干燥失重	≤15.0

②形状特征。

化橘红珠（胎果）：类球形，直径2 ~ 8 cm。果皮表面黄绿色或青褐色。表面密布茸毛，有小油室。气味芳香，味苦、微辛。

化橘红片（皮）：呈对称的七角或展平的五角星状，单片呈柳叶形，完整者展开后直径15 ~ 28 cm。果皮表面黄绿色或青褐色。表面密布茸毛，有小油室。气味芳香，味苦、微辛。

道地产区化橘红与其他产地化橘红性状鉴别要点见表5-9。

表5-9　道地产区化橘红与其他产地化橘红性状鉴别要点

比较项目	化橘红		其他产地化橘红
	化橘红珠（胎果）	化橘红片（皮）	
来源	芸香科植物化州柚 *Citrus grandis* 'Tomentosa' 的未成熟干燥果实	芸香科植物化州柚 *Citrus grandis* 'Tomentosa' 的未成熟干燥外层果皮	芸香科植物柚 *Citrus grandis*（L.）Osbeck 的近成熟或未成熟干燥外层果皮
色泽	果皮表面黄绿色或青褐色	果皮表面黄绿色或青褐色	果皮表面黄绿色至黄棕色
形态	类球形。表面密布茸毛	呈对折的七角或展平的五角星状，单片呈柳叶形。表面密布茸毛	外表面无毛

五、化橘红药材商品规格

传统的化橘红商品规格分为毛橘红和光橘红2种，根据果皮上柔毛的密集程度及加工方法不同又分为正毛七爪、副毛七爪、光青七爪、光黄七爪、六爪红、大五爪等：a. 七爪红：呈扁扎状重叠交错的山字形，长15 ~ 24 cm，高8 ~ 12 cm。正毛七爪外表面绿褐色，有密集的短茸毛及细密的油室小凹点，内皮黄白色至淡黄棕色，折断时有油外射及浸润，气芳香，味苦；副毛七爪外表面毛茸稀少，含油稍差；光青七爪外表面淡绿色或灰绿色，稍粗糙，密生凸凹交错的油室小点，内皮黄白色至淡黄棕色，具多数突起的点或线状维管束。质坚硬，断裂时无油外射，中果皮干枯，海绵状，气微香，味苦微酸；光黄七爪和光青七爪相同，唯其外表皮偏黄棕色。b. 六爪红：呈高装扎状截角六瓣形，直径8 ~ 10 cm，每扎厚15 cm。外表面绿褐色，略平滑，有密集的短茸毛及细密的油室小凹点。内皮黄白色至淡黄棕色。折断时有油外射及浸润。气芳香，味苦。c. 大五爪：呈扁扎状截角形五花瓣状，直径20 ~ 25 cm。外表面淡黄色或黄绿色。有密集的油室小凹点。内皮黄白色至黄棕色，海绵状。质坚脆。气微香，味酸微苦。

2023年4月，广东省中药协会正式发布《毛橘红（胎）药材商品规格等级标准》，以提高化橘红道地药材质量，推动行业规范化发展。《毛橘红（胎）药材商品规格等级标准》规定了毛橘红（胎）药材的商品规格等级标准及其对应的质量要求，按照不同的药用部位、茸毛特征及内在质量，将毛橘红划分为4种规格，2个等级，详见表5-7。

第六章

CHAPTER 6

药效学及安全性研究

药理作用

安全性评价研究

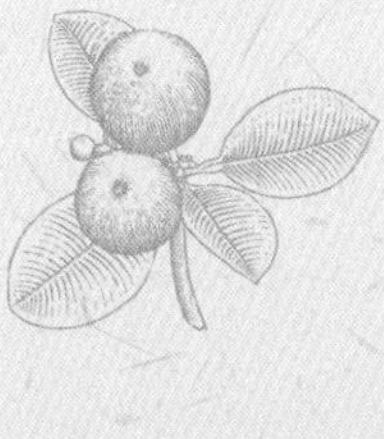

第一节

药理作用

现代药理学研究表明，化橘红具有化痰、止咳、抗炎、抗氧化、抗癌、免疫调节、降血糖、改善糖尿病心肌功能损伤及保护酒精性肝损伤等作用。化橘红主要有效成分有黄酮类、挥发油、多糖类和香豆素类化合物，其黄酮类的主要有效成分为柚皮苷、野树漆苷，挥发油的主要有效成分为柠檬烯、α-蒎烯和β-蒎烯，其中柚皮苷含量常作为其质量监控指标。

一、呼吸系统疾病

（一）化痰作用

化橘红有良好的化痰作用，其提取物及主要有效成分多糖类、黄酮类、挥发油均有研究表明能有效使动物呼吸道分泌物变多、变稀，促进痰液排出。相同剂量组的药效比较，毛橘红的化痰作用明显优于光橘红，这与道地药材质量较好的传统看法一致。

李沛波等研究得出化州柚提取物能促进小鼠气管酚红的排泌和增加大鼠玻管的排痰量。侯秀娟等用小鼠气管段酚红排泌法观察化州橘红多糖的化痰作用，发现化州橘红多糖中、高剂量组与空白对照组的结果之间存在极显著性差异（$P<0.01$），低剂量组差异不明显。王雯的化痰实验表明化橘红总黄酮低、中、高剂量组和阳性对照盐酸氨溴索组与空白对照组之间差异极显著（$P<0.01$），低、中、高剂量组之间无明显差异（$P>0.05$），化橘红总黄酮的低、中、高剂量组化痰效果与阳性对照组之间无明显差异（$P>0.05$），可能是化橘红黄酮在低剂量下就会产生明显的化痰作用，随着剂量增高，化痰效果改变不显著。化橘红黄酮主要成分之一柚皮苷及其主要代谢产物柚皮素既能通过促进浆液的分泌以稀释痰液，又能加强气道纤毛的转运功能以促进痰液的排出，还能通过抑制杯状细胞的增生和转化及减少黏蛋白5AC（MUC5AC）的生成和分泌以降低痰液的黏稠度，从多个环节发挥作用，最终达到化痰的目的，有利于具有黏蛋白5AC高分泌病理特征的慢性呼吸道疾病的治疗。化橘红挥发油中的主要成分柠檬烯和蒎烯吸入可使麻醉兔呼吸道分泌物变多、变稀，故有祛痰作用。酚红排泌法、氨水引咳法均证明了柠檬烯有显著的祛痰作用。

（二）止咳作用

化州柚提取物具有明显止咳作用，但不产生中枢性镇咳，其止咳机制不是通过抑制气管内C纤维P物质释放，而是与快速适应性肺部牵张感受器（RARs）有关。化橘红多糖有良好的止咳作用；化橘红黄酮主要成分之一的柚皮苷及其主要代谢产物柚皮素不仅对生理状态下的实验性咳嗽具有良好的抑制作用，而且对慢性气道炎症等病理状态下的咳嗽也具有显著的化解作用。

侯秀娟等采用小鼠氨水引咳法进行研究，结果表明化橘红多糖能明显延长浓氨水刺激引起的小鼠的咳嗽潜伏期，减少2分钟内的咳嗽次数，其中化橘红多糖高剂量组的效果好于磷酸苯丙哌林片阳性对照组。化橘红黄酮主要成分之一的柚皮苷及其主要代谢产物柚皮素对氨水诱导的小鼠实验性咳嗽有显著的镇咳作用。此外，柚皮苷能显著降低慢性烟熏（8周）所致的慢性支气管炎豚鼠的气道高反应性和对辣椒素的咳嗽敏感性，并显著抑制肺部炎性因子的分泌和提高肺部抗氧化水平；且其抑制慢性烟熏（8周）所致的咳嗽敏感性增高的作用不弱于临床常用的外周性镇咳药左羟丙哌嗪和莫吉司坦。进一步的机制研究表明，柚皮苷显著降低慢性烟熏所致的慢性支气管炎豚鼠的咳嗽敏感性，是与其抑制烟熏诱导的肺组织P物质含量和神经激肽（NK）-1受体表达增加、抑制肺组织中性内肽酶（NEP）酶活性的下降，进而降低慢性烟熏所致气道神经源性炎症水平有关。

二、消化系统疾病

（一）促进消化作用

现代药理研究多数探究化橘红的止咳化痰、抗炎、抗氧化作用，却鲜有报道其消食作用。但古籍中多次记载化橘红的健胃消食作用：《太平惠民和剂局方》记载“枳壳、橘红辈，自能宽中快膈，不致伤脾”；《本草纲目》也有记载“留白则补脾胃，去白则理肺气”；清代《本草纲目拾遗》记载“（橘红）治痰症如神，消油腻谷食积，醒酒宽中……解蟹毒”。为了探究化橘红的消食作用，刘佳等采用厌食症模型幼龄大鼠为研究对象，以江中健胃消食片为阳性对照药，探究化橘红提取物对其治疗的药效学作用，结果发现化橘红提取物可以通过调节胃酸浓度、胃蛋白酶活性、胃泌素（GAS）、胃动素（MTL）、抑胃肽（GIP）水平，改善胃动力，保护胃黏膜，从而改善幼龄大鼠的厌食症。

（二）调节肠道功能作用

近年来研究发现化橘红的主要成分柚皮苷、柚皮素可以调节肠道屏障功能和菌群平衡、减轻炎症诱导的肠屏障损伤等。Yu等探究柚皮素对饮食诱导的非酒精性脂肪性肝病（NAFLD）和肠道功能的影响，发现柚皮素可以缓解高脂饮食引起的代谢紊乱，改善肠道屏障功能，促进有益共生菌的生长和抑制致病菌的定植，显著改善盲肠菌群紊乱，从而抑制肠道微生物和产物通过肠肝轴的迁移，起到预防NAFLD的作用。此外，柚皮素还可以通过诱导肠道微生物-宿主相互作用激活米色脂肪产热和棕色化，从而增加能量消耗，预防高脂饮食诱导的肥胖。

Luo等探究柚皮苷对脂多糖（LPS）诱导空肠屏障功能的影响，发现柚皮苷可以减轻LPS诱导所引起的对肝脏、空肠的不良效应，通过抑制炎症因子、改善抗氧化功能和肠道紧密连接来减轻LPS诱导的肠道屏障损伤，这可能是通过激活核转录因子红系2相关因子2（Nrf2）信号和抑制Toll样受体4/p38丝裂原活化蛋白激酶/核因子κB（TLR4/p38 MAPK/NF-κB）信号介导的。此外，柚皮苷还能有效减轻葡聚糖硫酸钠（DSS）诱导的结肠炎症状，改善小鼠肠道菌群，表现为抑制致病菌，促进健康菌丰富度，进而改善小鼠炎症性肠病（IBD）。

三、代谢系统疾病

（一）解酒保肝作用

急性酒精性肝损伤是酒精性肝病产生的初期表现，酒精及其代谢产物会导致肝脏脂质代谢发生紊乱、氧化应激及造成细胞凋亡等损伤。如果不加以防治，有可能进一步发展为酒精性肝炎、肝纤维化及肝硬化。

近年研究证明化橘红具有减轻酒精诱导的肝损伤作用。吴道顺等研究发现化橘红水提物能显著减轻酒精诱导的急性肝损伤，其通过调节丙氨酸转氨酶（ALT）、天冬氨酸转氨酶（AST）和醇脱氢酶（ADH）的表达水平，改善肝脏脂肪病变和肝细胞凋亡，保护急性肝损伤。作为化橘红主要成分的柚皮苷是发挥解酒保肝作用的功能因子，研究发现柚皮苷能够剂量依赖性地降低长期灌胃酒精小鼠的肝体比、血清中AST和ALT水平，减少肝细胞水肿、脂肪变性和肝细胞凋亡，说明柚皮苷能够减轻长期饮酒造成的肝损伤和肝功能障碍。此外，化橘红中含量较高的黄酮类成分野漆树苷也具有减轻酒精诱导肝损伤的作用，它可以降低血清中AST和ALT的浓度，减少炎症细胞因子的表达，维持肝组织中的抗氧化平衡，从而减轻酒精诱导的肝损伤。

为进一步研究化橘红抗酒精性肝损伤的分子机制，吴潇等利用网络药理学与分子对接技术预测化橘红治疗酒精性肝损伤的潜在作用机制，其中“药物活性成分–靶点–通路”网络显示，柚皮素、川陈皮素、β–谷甾醇、异橙黄酮是化橘红发挥治疗酒精性肝损伤作用的活性成分。

（二）降血糖、血脂作用

近年来，多项药理研究表明化橘红具有降血糖、血脂的作用，涉及的活性成分主要有化橘红的多糖类、黄酮类成分。早期研究表明，柚皮黄酮可以通过抑制α–葡萄糖苷酶和α–淀粉酶来阻碍和延缓人体对葡萄糖的吸收，从而达到降血糖、血脂作用，进而抵抗糖尿病，其半抑制浓度（IC_{50}）为741 μg/mL和888 μg/mL，抑制作用随黄酮浓度增加而增大。

糖尿病是以高血糖为特征的代谢性疾病，是继肿瘤和心脑血管疾病之后的世界第三大疾病。糖尿病心肌病（diabetic cardiomyopathy，DC）是糖尿病的最常见并发症，与慢性充血性心力衰竭的发生及发展密切相关，患者的致残、致死率高，故如何预防和控制DC的发生及发展受到了各国学者的广泛关注。近年来，多项实验研究表明化橘红对糖尿病心肌功能损伤具有一定的防治和修复功能。杨澄等研究发现化橘红对DC中TGF-β_1/Smad信号通路起到了抑制作用，从而调控其下游的基质金属蛋白酶/基质金属蛋白酶抑制剂（MMPs/TIMPs）等通路，改善DC的心肌纤维化进程，抑制心肌肥厚，减少心肌的损伤。郭润民等通过观察化橘红提取物对实验性2型DC大鼠的心肌结构功能损伤程度的影响，结果表明化橘红能防治DC心肌结构功能损伤，其机制可能与抑制心肌p38 MAPK信号通路有关。游琼等通过前期的动物实验亦发现化橘红有效成分柚皮苷对心肌的炎症损伤有一定的抑制作用，故其以炎症损伤靶点——心肌微血管内皮细胞（CMECs）为切入点，以抑制p38 MAPK信号通路对抗CMECs凋亡为突破口，探讨柚皮苷对高糖诱导CMECs凋亡的影响，结果表明化橘红有效成分柚皮苷（50 μmol/L、100 μmol/L、200 μmol/L）能够减少高糖诱导的CMECs凋亡，可能与其能抑制p38 MAPK活化相关，并呈一定浓度依赖性。高血清胆固醇浓度、原发性高血压和肥胖是冠心病的主要危险因素。研究表明，化橘红提取物对高脂喂养的肥胖Zucker大鼠的胆固醇代谢有一定的改善作用。为进一步研究化橘红降血脂的活性成分及其作用机制，研究人员对化橘红多糖、总黄酮及柚皮苷的降血脂活性进行研究，结果显示，化橘红的酸性多糖、总黄酮和柚皮苷都可以降低小鼠血清中总胆固醇（TC）、甘油三酯（TAG）的水平，以及改善肝脏和肾脏的肿大，其中化橘红的酸性多糖还可以降低低密度脂蛋白胆固醇（LDL-C）的水平，而总黄酮和柚皮苷则可以升高高密度脂蛋白胆固醇（HDL-C）的水平。陈昭等研究化橘红中调控血脂的成分，发现芹黄素、橙皮内酯水合物、橙皮苷和柚皮苷能较为显著地影响孕烷X受体/细胞色素P450 3A4酶（PXR/CYP3A4）表达，以实现化橘红调控血脂的功效。

NAFLD是一种以脂代谢紊乱为特征的代谢性疾病，多项研究证实非酒精性脂肪性肝病的进展与胰岛素抵抗、脂肪组织功能障碍、氮氧化应激、铁过载、炎症激活等有关。近年有研究表明，化橘红可以通过减少脂质积累，改善肝脏铁代谢，抑制炎症和缓解氧化应激，减轻NAFLD引起的肝损伤，起到保护肝脏的作用。

四、抗炎作用

病理性咳嗽和咳痰是多种呼吸系统疾病的常见症状，常与呼吸系统的炎性刺激有关。因此，抗炎是治疗咳嗽和咳痰的重要措施。化橘红提取物及其多糖、黄酮、挥发油等有效成分均有良好的抑菌消炎作用，其中柚皮苷不仅能抑制小鼠肺部炎症造成的急性肺损伤，还对慢性呼吸系统疾病的气道炎症有一定的抗炎作用。

化州柚提取物能明显抑制二甲苯所致的小鼠耳廓肿胀和鸡蛋清所致的大鼠足跖肿胀，也能抑制大鼠棉球肉芽肿的形成，说明化州柚提取物具有明显抗炎作用。化橘红多糖低、中、高剂量组对二甲苯耳廓肿胀致炎小鼠的肿胀抑制率分别为24.93%、34.84%、48.72%，阿司匹林阳性对照组的肿胀抑制率为52.83%，表明化橘红多糖具有较好的消炎作用。Chen等通过观察柚皮苷对脂多糖诱导的急性肺损伤小鼠和比格犬的影响，发现柚皮苷能显著抑制脂多糖诱导的小鼠和比格犬急性肺部炎症及百草枯诱导的急性肺损伤。李泮霖等采用等重同位素标签相对和绝对定量技术（iTRAQ），分析柚皮苷对烟熏诱导急性肺部炎症小鼠肺组织中蛋白表达的影响，结果显示精氨酸酶1（Arg1）、甜菜碱高半胱氨酸甲基转移酶（Bhmt）、甘氨酸-N-甲基转移酶（Gnmt）等蛋白有可能为柚皮苷抗肺部炎症作用的重要分子靶点。

气管平滑肌细胞（ASMCs）作为气道收缩的主要效应细胞，它的增殖能够导致气道重构，在慢性气道炎症的发生和发展中发挥重要作用，因而成为治疗慢性呼吸系统疾病的一个重要靶标。董晶等通过对化橘红中主要活性成分柚皮苷和水合橘皮内酯进行提取，并通过原代培养豚鼠气管平滑肌细胞，采用噻唑蓝（MTT）法观察其对细胞增殖的影响，结果发现柚皮苷（0.2 ~ 2.0 mg/mL）对豚鼠气管平滑肌细胞增殖有明显的促进作用，水合橘皮内酯（0.1 ~ 1.0 mg/mL）对豚鼠气管平滑肌细胞增殖有明显的抑制作用，说明化橘红对慢性呼吸系统疾病的气道炎症有一定的抗炎作用。

Fang等考察化州柚中野漆树苷的抗炎活性，发现野漆树苷对角叉菜胶诱导的大鼠水肿模型、小鼠急性炎症模型和LPS诱导的RAW264.7细胞均具有抗炎作用，它可以抑制炎症介质（TNF-α，IL-1β，IL-6）的产生和诱导型-氧化氮合酶（iNOS）、趋化因子配体2（CCL2）信使核糖核酸（mRNA）的蛋白表达，还可以通过抑制NF-κB信号通路中的IκB激酶β（IKK β）和核因子κB抑制蛋白α（IκB α）发挥抗炎作用。主要成分为柚皮苷和野漆树苷的化橘红黄酮在体外RAW264.7细胞中具有一定的抗炎效果，其具体作用机制或与MAPK和NF-κB信号通路相关，可能是通过抑制某些关键蛋白如p38、胞外信号调节激酶（ERK）、Jun激酶（JNK）、IκB α的磷酸化及p65的核转移抑制相关信号通路的活化，从而对炎症因子的mRNA转录和蛋白表达进行调控，最终发挥对细胞炎症的调控作用。Zhu等探究化橘红总黄酮对$PM_{2.5}$诱导的小鼠肺部炎症和氧化应激的影响，结果发现化橘红总黄酮具有抗炎和抗氧化活性，可能有助于改善$PM_{2.5}$诱导的肺损伤。

还有学者研究发现柚皮苷可以显著降低卵清蛋白诱导的实验性咳嗽变异性哮喘（CVA）模型的咳嗽、气道高反应性，抑制支气管肺泡灌洗液（BALF）中白细胞、IL-4、IL-5和IL-13的升高。近年来，大量文献证实柠檬烯具有广谱的抗菌性，对大肠杆菌、金黄色葡萄球菌、枯草芽孢杆菌、黄曲霉等细菌和真菌均具有抑制作用。

五、抗氧化作用

在咳嗽的形成和发展过程中，机体的氧化-抗氧化平衡系统失调，导致机体过氧化而造成器官损伤，加剧病情的恶化。化橘红的多糖类、黄酮类等均有较好的抗氧化作用，这些物质通过清除人体内自由基，还原氧化物质，从而保护机体。化橘红多糖具有较好的抗氧化、清除自由基的能力，并且抗氧化能力与多糖浓度之间存在良好的相关性。程荷凤等的研究表明化橘红水溶性多糖具有体外清除超氧阴离子自由基（SAFR）的抗氧化活性。化橘红总黄酮含量在600 μg/mL时，总还原力约为80%，羟自由基的清除力接近80%；在400 μg/mL时，2，2-二苯基-1-苦基肼自由基（DPPH）清除率约为95%。清除羟自由基和DPPH自由基的IC_{50}分别为49 μg/mL和220 μg/mL。Fan等采用2，2′-联氮-双（3-乙基苯并噻唑啉-6-磺酸）（ABTS）法、DPPH法、铁还原抗氧化能力（FRAP）法测定6个品种（密叶正毛、厚叶正毛、黄龙正毛、西洋正毛、副毛、光青）化橘红果实3个部位（外果皮、中果皮和果肉）的抗氧化活性，结果表明黄龙正毛的果实外果皮、副毛全果的抗氧化活性较高。

此外，化橘红总黄酮能有效地降低大鼠肝脏中丙二醛（MDA）的含量和增加超氧化物歧化酶（SOD）的活力，对酒精性肝损伤有一定的保护作用，能较好地预防急性酒精中毒或缓解酒精中毒后的不适。

六、抗癌作用

化橘红中起抗癌作用的成分主要是黄酮类和挥发油。多项研究指出，化橘红黄酮中主要活性成分柚皮苷、野漆树苷及其代谢产物柚皮素、芹菜素具有较强的抗癌作用，如对宫颈癌、软骨肉瘤、乳腺癌、神经胶质瘤及黑色素瘤等多种体外肿瘤细胞的增殖具有抑制作用。

亚硝胺是强致癌物，某些消化系统肿瘤如食管癌的发病率与膳食中摄入的亚硝胺数量相关。化橘红总黄酮对亚硝酸盐有较好的清除作用，其效果随总黄酮含量增加而增大，呈量效关系，IC_{50}为17.70 μg/mL；其脂溶性和水溶性成分均能阻断亚硝胺的合成及清除亚硝酸盐，且后者作用较强；其中柚皮苷的抑制作用是4个主要成分中最强的，含量在1.0 mg/mL时其对亚硝胺合成的最大阻断率和对亚硝酸盐的最大清除率分别可达94.7%和92.3%。柚皮苷对不同的肿瘤细胞产生不同的增殖抑制现象，并且对肿瘤细胞的抑制作用呈浓度依赖性。每天对肉芽瘤肿小鼠以45 mg/kg柚皮苷给药，能有效抑制其炎症应答。温勇等研究得出柚皮苷能够显著抑制卵巢癌细胞SKOV3的增殖、迁移并促进该细胞的凋亡，其机制可能是抑制磷酸酶和张力蛋白同源物/蛋白激酶B（PTEN /Akt）信号通路的激活。野漆树苷作为化橘红中黄酮类活性成分之一，除具有促进胰岛素受体磷酸化、抗炎抗氧化、抗登革热等作用外，还具有抑制肿瘤细胞生长的作用。刘敬等用超高效液相色谱-串联四极杆飞行时间质谱（UPLC-Triple TOF-MS）技术分析了野漆树苷灌胃后的小鼠的粪便，证实了野漆树苷在小鼠体内的代谢产物有芹菜素和部分柚皮素，可能与黄酮类化合物治疗结肠癌作用相关。韩小芬采用MTT法研究柚皮素对Lewis肺癌细胞、小鼠肝癌细胞（H22）、人红白血病细胞（K562）、人非小细胞肺癌细胞（A549）、小鼠乳腺癌细胞（4T1）、人乳腺癌细胞（MCF-7）的影响，发现柚皮素对肝癌的抑制率达69.28%，可以降低肺肿瘤大小，减慢肺肿瘤生长速度，抑制乳腺肿瘤转移。王晋采用碘化丙啶（PI）单染色法测定胃癌多药耐药细胞周期，发现芹菜素可通过改变细胞周期诱导细胞凋亡；采用MTT法测定细胞生长增殖，得出芹菜素可抑制胃癌多药耐药细胞的生长，且浓度越高，抑制作用越强；采用膜联蛋白V（Annexin V）/PI双染色法测定细胞凋亡，发现芹菜素可随浓度增加和时间延长增加细胞的凋亡率。Huang等探究化橘红对非小细胞肺癌（NSCLC）的抗癌特性，发现化橘红醇提取物通过靶向S期激酶相关蛋白2/细胞周期蛋白依赖性激酶抑制剂p27（Skp2/p27）信号通路在体外和体内有效抑制NSCLC细胞增殖，提示化橘红醇提取物可能作为NSCLC治疗的候选药物。还有化橘红加工过程中常常被丢弃的化州柚果肉部分，近年也有研究发现其中的酸性多糖对结肠癌细胞LOVO和SW620表现出有效的抗增殖作用，并呈剂量和时间依赖性。

柠檬烯的抗癌功效具有广谱性，对乳腺癌、肝癌、结肠癌等均具有抑制作用，并能减轻各种癌症带来的损伤，其抗癌机制主要有化学预防作用、抑制细胞周期与诱导细胞凋亡，以及抑制肿瘤的侵袭与转移等。

七、免疫调节作用

脾和胸腺的相对重量、吞噬活性均是衡量机体非特异性免疫功能的重要指标，T淋巴细胞则是细胞免疫发挥主要作用的淋巴细胞。董宏坡等通过探究化橘红多糖对小鼠的免疫调节作用，发现化橘红多糖能显著提高正常小鼠的脾脏、胸腺指数及小鼠腹腔巨噬细胞的吞噬指数，促进小鼠T淋巴细胞的转化，增强小鼠的细胞免疫功能。

八、潜在药理作用

近年来，较多学者还采用网络药理学、分子对接法结合数据库分析的研究方法，从中药多成分、多靶点和多通路等角度预测化橘红的潜在作用及其活性成分。李沛波等采用分子对接法探究化橘红防治新型冠状病毒感染（COVID–19）的潜在作用，结果表明化橘红中的柚皮苷、新橙皮苷、野漆树苷、枸橘苷和西托糖苷与血管紧张素转换酶2（ACE2）、主蛋白酶（MPro）、木瓜样蛋白酶（PLP）和树突状细胞特异性跨膜黏附分子3–抓取非整合素（DC–SIGN）均具有较强的结合力，提示其具有抑制SARS–CoV–2病毒感染宿主细胞和自我复制的潜在活性，研究推测化橘红有可能通过其祛痰、抗急性肺损伤、抗炎、抗肺纤维化、镇咳、抗氧化、抗肝损伤、抗肾损伤和抗SARS–CoV–2等多种药理活性发挥防治COVID–19的作用。此外，Zhou等运用网络药理学方法对化橘红治疗COPD和肺癌的活性成分和作用靶点进行系统研究，结果表明化橘红的活性成分柚皮素主要作用于蛋白激酶B（Akt）1、表皮生长因子受体（EGFR）等靶蛋白，其通过正性调节血管收缩等生物学过程，调节雌激素信号通路、缺氧诱导因子–1（HIF–1）信号通路、表皮生长因子受体（ErbB）信号通路、磷脂酰肌醇3激酶（PI3K）/Akt信号通路等，在COPD和肺癌的治疗中发挥重要作用。

袁崧展等采用网络药理学结合GEO数据库多芯片联合分析及分子对接的方法研究化橘红防治动脉型肺动脉高压（PAH）的潜在分子作用机制，发现化橘红可能作用于*TNF*、*NOS3*、*MMP9*、*NF-κB1*等炎症相关基因介导了脂质与动脉粥样硬化信号通路的激活，从而达到治疗PAH的作用，其活性成分野漆树苷、芹菜素、柚皮苷、枸橘苷等可能对PAH有很好的治疗潜力。

九、其他

除上述的药理作用外，化橘红还能在IPF、脑缺血再灌注损伤、血小板聚集的防治中发挥积极作用。郭兆娟等通过研究发现化橘红对IPF具有抑制作用，可能是通过抑制碱性成纤维细胞生长因子（bFGF）表达和促进血小板因子4（PF4）表达而抑制血管新生，进而抑制IPF进程。张家辉等研究化橘红柚皮苷对脑缺血再灌注损伤大鼠模型的疗效，发现柚皮苷可以通过影响核转录因子红系2相关因子2/血红素加氧酶-1（Nrf2/HO-1）及Janus激酶2/信号转导和转录激活因子3（JAK2/STAT3）信号通路，发挥调整大脑微循环、改善缺血区神经细胞功能的作用。

第二节 安全性评价研究

清代《本草从新》言化橘红“化州陈皮消痰甚灵，然消伐太峻，不宜轻用”，《百草镜》言“其性酸削，能伐生气，消痰虽捷，破气损人，不宜轻用”，《本草纲目拾遗》言“气虚者忌服”。这些关于化橘红安全性的记载，在现代得到了进一步的研究。

一、药代动力学研究

化橘红黄酮类成分中主要含有柚皮苷、野漆树苷、柚皮素等。柚皮苷及其代谢产物柚皮素在降血脂、镇静、抗氧化、抗动脉粥样硬化等方面具有较强的生物活性。柚皮苷口服吸收后主要以柚皮素葡萄糖醛酸结合物形式存在于血液中，最后以柚皮苷原形及其硫酸化、乙酰化、葡萄糖醛酸结合代谢产物的形式，以及柚皮素原形及其还原化、葡糖醛酸结合代谢产物的形式被排泄。

Fang等报道了利用LC-MS/MS测定大鼠血浆中柚皮苷和其2种代谢物，

发现柚皮苷在口服给药5分钟后即可在血浆中被检测到，在45分钟左右达峰，2小时内血药浓度快速升高并迅速消除，24小时后血浆中将检测不到柚皮苷，而其代谢物柚皮素和柚皮素葡萄糖醛酸结合物分别在9小时和7.5小时达峰。柚皮素葡萄糖醛酸结合物的药物在0到24小时内的血浆浓度–时间曲线下面积（$AUC_{0\rightarrow24}$）大于柚皮苷和柚皮素，提示柚皮素葡萄糖醛酸结合物是大鼠血液中柚皮苷的主要存在形式。

Silberberg等比较了柚皮苷在健康大鼠和荷瘤大鼠体内的代谢，实验分析了血浆、肝脏、肾脏和尿液中代谢产物的形式，发现其被口服后以柚皮素葡萄糖醛酸结合物的形式大量存在于血浆样品中，而在健康大鼠体内的浓度远高于荷瘤大鼠，这提示疾病（特别是癌症）能影响柚皮苷的生物利用度。此外，有学者研究口服柚皮苷在大鼠和犬体内的代谢和质量平衡，通过LC–MS/MS系统定量分析排泄物中的主要代谢物，包括柚皮苷、总柚皮素（包括游离柚皮素及其结合物）和4 –羟基苯丙酸。

Hsiu等比较了柚皮苷和柚皮素在家兔体内的药代动力学特征，研究表明柚皮苷和柚皮苷元（柚皮素）的代谢存在很大差异。对比药动学参数，口服柚皮苷后的吸收速率更慢，峰浓度更低，但是持续时间比柚皮苷元长很多。柚皮苷可以作为柚皮苷元的缓释前体药物。口服柚皮苷会先以柚皮苷元葡萄糖醛酸结合物的形式入血，更少的以其苷元的形式。

孙国玲等使用UPLC–Q–TOF/MS仪器分析了毛橘红醇提物中柚皮苷、柚皮素在大鼠尿液和粪便中的代谢与排泄，结果显示在大鼠含药尿液中存在柚皮苷及其6个代谢产物、柚皮素及其4个代谢产物；在含药粪便中存在柚皮苷及其3个代谢产物、柚皮素及其2个代谢产物。柚皮苷在大鼠尿液中0 ~ 4小时主要以原形和葡萄糖醛酸结合物的形式被排泄，4 ~ 8小时尿液中出现了羟化硫酸化代谢物，8小时后又产生了新的代谢物形式（羟化、羟化葡糖醛酸化和硫酸化代谢物）。柚皮素在大鼠尿液中0 ~ 4小时主要以原形和单葡糖醛酸、双葡糖醛酸、硫酸化葡萄糖醛酸结合物的形式被排泄，4 ~ 8小时以硫酸化代谢物的形式被排泄，8小时后无新的代谢形式出现。柚皮苷在大鼠粪便中0 ~ 24小时以原形和硫酸化、乙酰化、葡糖醛酸结合代谢产物的形式被排泄，柚皮素以原形和还原化、葡糖醛酸结合代谢产物的形式被排泄。

Zeng等采用超快速液相色谱–四极杆飞行时间–串联质谱（UFLC–Q–TOF–MS/MS）系统对口服化橘红提取物的人体尿液样品进行分析，筛选并鉴定黄酮类化合物及其体内代谢物20种，主要是葡萄糖醛酸结合物和硫酸盐结合物，同时在尿液中检测到另外29种酚类代谢产物。

二、毒理学研究

经动物实验证明，化州柚提取物对中枢神经系统、心血管系统和呼吸系统未见不良影响报道。

李沛波等用化州柚提取物分别按40 mg/kg、200 mg/kg、860 mg/kg剂量对小鼠灌胃给药，每天1次，连续7天，采用爬杆法观察药物对小鼠协调运动能力的影响；以翻正反射消失法和延长睡眠时间法观察药物与戊巴比妥钠的协同作用，结果表明化州柚提取物低、中、高剂量组对小鼠自主活动、协调运动能力无明显影响，与戊巴比妥钠催眠无协同作用，即化州柚提取物对小鼠中枢神经系统无不良影响。用生理记录仪观察给予化州柚提取物5 mg/kg、50 mg/kg、300 mg/kg灌胃给药前后比格犬的血压，呼吸频率，呼吸幅度，Ⅱ导联P、R、T、QRS波，PR、QT间期等指标的变化，结果显示给药后各时间点的指标与给药前无显著性差异（$P>0.05$），即化州柚提取物对比格犬心血管系统和呼吸系统无不良影响。

Liu等从化橘红中提取柚皮苷，以50 mg/（kg·d）、250 mg/（kg·d）或1 250 mg/（kg·d）的剂量重复给药1天、32天、93天或184天，研究柚皮苷在大鼠体内的毒代动力学特征。结果显示在所有收集间隔期间，平均全身暴露的增加值与剂量水平的增加近似成正比，且未观察到饱和现象；此外给药后24小时测得的总柚皮苷浓度显著降低，提示在临床研究中，柚皮苷可能在数天内未出现显著积累。

三、药食同源相关研究

药食同源是指既是食品又是中药材的物质，具有食疗、保健作用。近年来化橘红在化州市的生产规模逐渐扩大，产业逐渐向支柱产业迈进，其产品开发有着非常广阔的市场前景。通过考究其药食同源性，化橘红作为比较固定的药名出现，最少已有600多年的历史，且国内外均有食用历史，结合现代书籍和研究文献可以得出，化橘红可食用，安全性高，是一种具有良好保健作用的药食同源中药材。2024年8月，国家卫生健康委员会、国家市场监督管理总局联合发布《关于地黄等4种按照传统既是食品又是中药材的物质的公告》，根据《中华人民共和国食品安全法》及其实施条例、《按照传统既是食品又是中药材的物质目录管理规定》，经安全性评估，将地黄、麦冬、天冬、化橘红等4种物质纳入按照传统既是食品又是中药材的物质目录。

梁一柱等通过归类方式对近年来化橘红在食品领域的应用研究进行总结，发现现有研究集中在饮片类、固体和液体饮料类、片剂食品类、糖类、茶类、口服液类等。

第七章

CHAPTER 7

临床应用

古代临床应用

现代临床应用

其他应用

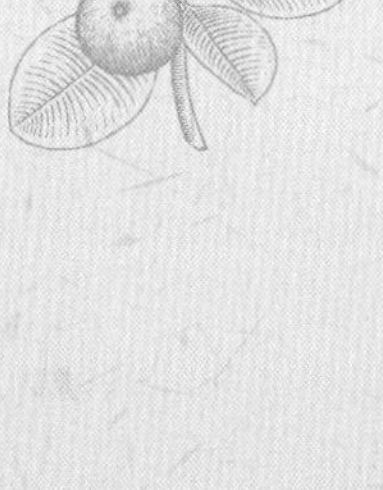

化橘红自明清时期就是宫廷贡品，历史悠久，远近闻名，为中国名贵药材。《本草纲目拾遗》言化橘红："治痰症如神，消油腻谷食积，醒酒宽中。气虚者忌服，解蟹毒。"

第一节

古代临床应用

现存最早记录"化橘红"的文献见于明代万历年间的《高州府志》，而其药用价值的发现是在橘皮、橘红的基础上发展起来的。

历史文献收载复方如下：

①治痰饮为患，或呕吐恶心，或头眩心悸，或中脘不快，或发为寒热，或因食生冷，脾胃不和。

半夏（汤洗七次）、橘红各五两，白茯苓三两，甘草（炙，一两半）。

上为㕮咀，每服四钱，用水一钱，生姜七片，乌梅一个，同煎六分，去滓，热服，不拘时候。（《太平惠民和剂局方》卷二"二陈汤"）

②治肺胃虚弱，好食酸冷，寒痰停积，呕逆恶心，涎唾稠黏，或积吐，粥药不下，手足逆冷，目眩身重。又治伤寒时气，欲吐不吐，欲呕不呕，昏愦闷乱，或饮酒过多，中寒停饮，喉中涎声，干哕不止。

陈皮（去白）、半夏（煮）各七两。

上二件锉为粗散。每服三钱，生姜十片，水二盏，煎至一中盏，去滓温服，不拘时候。留二服滓并作一服，再煎服。（《太平惠民和剂局方》卷四"橘皮半夏汤"）

③治上气喘急，不得卧。

橘红、苦梗、紫苏、人参、北五味子等分。

上㕮咀，每服四钱。水一盏，煎至六分，去滓，食后服。（《妇人大全良方》卷六"神授汤"）

④治阻病，呕吐痰水。

人参（去芦）、陈橘红、白术、麦门冬（去心）各一两，甘草三钱，厚朴（制）、白茯苓（去皮）各半两。

上为粗末，每服四钱，水一盏半，淡竹茹一块如弹子大，生姜三片，煎至七分，去滓，澄清温服。空心食前。（《妇人大全良方》卷十二“人参橘皮汤”）

⑤治伤风咳嗽，身热有汗，恶风脉浮。病人夹热，服杏子汤不得者，此药稳当。

橘红、紫苏叶、杏仁（去皮尖）、五味子、半夏（汤泡七次）、桑白皮（炙）、贝母（去心）、白术各一两，甘草（炙，半两）。

右㕮咀，每服四钱，水一盏半，生姜五片，煎至八分，去滓，温服，不拘时候。（《严氏济生方》卷二“橘苏散”）

⑥治风寒冷湿之气，伤于肺经，上气喘促不得睡，或声音不出者。

杏仁（去皮尖，炒）、紫苏子（微炒）、麻黄（去根节）、赤茯苓（去皮）、橘红、桑白皮（炙）各一两，甘草（炙，半两）。

上为细末，每服二钱，水一盏，煎至七分，食后温服。（《严氏济生方》卷二“华盖散”）

⑦治一切痈疽发背，挟疹瘄疹，奶痈疖毒，皆能疗之。

明牛胶（锉粉，炒如珠子出火毒）、粉草（生锉）各一两，化橘红半两。

上㕮咀，分作三服，每服以水一碗，煎至七分碗，去滓候温。病在上，食后服；病在下，空腹服。（《普济方》卷二百八十三“阿胶饮子”）

⑧治翻胃。

人参、真橘红、石莲肉各半两，透明乳香一钱半。

上末。每一钱，姜汤点服。（《仁斋直指方论》卷七“参橘汤”）

⑨治胎怯。

拣人参、漂白术、白茯苓、化橘红、大当归、甘枸杞、炙甘草各二钱，陈粳米三合。

为末，每服二三钱，龙眼煎汤调下。（《幼幼集成》卷二“调元散”）

⑩治翻胃、噎膈、呕吐。

血竭、乳香、没药、辰砂各一钱五分，玄胡一钱，化州橘红一钱。

共为末，每三分酒服。（《本草纲目拾遗》卷七引《张氏秘效方》“辰砂五香丸”）

⑪治羊癫风。

雄黄、天竺黄、川贝母各五钱，真琥珀一钱，麝香一钱，陈胆星一两，以上各另研；全蝎十四个（去足酒洗），远志肉（甘草汁制），钩藤、防风、化州橘红、姜衣、羌活、茯苓、天麻、石菖蒲各五钱，以上不可见火，晒干；蝉蜕三十个，白附子六钱。

共为末，炼蜜为丸，如龙眼大，每服一丸，开水下。（《本草纲目拾遗》卷七引《良方集要》）

⑫治败血冲肺。

白蛤壳五钱，桃仁十三粒，川芎二钱，当归三钱，炙甘草五分，炮姜五分，琥珀一钱，黑料豆一合，川贝二钱（炒），真化橘红一钱，苏木五分，降香四分。（《医方简义》卷六“救肺生化汤”）

⑬治子瘖（妊娠后期，孕妇出现声音嘶哑或不能发声）。

桔梗、独活、苏梗、条芩各一钱五分，真化橘红八分，加生姜三片，青果一枚，水煎。（《医方简义》卷五“桔梗独活汤”）

⑭治伏饮内停，年有喘吼。

旋覆花三钱（包），代赭石四钱，浮海石三钱，姜半夏二钱，白茯苓三钱，炒苏子一钱五，炙甘草五分，炙白前二钱，化橘红一钱，老姜三片（去皮）。（《镐京直指》加减代赭旋覆花汤）

⑮治心气不足，兼有脾湿而致心悸（房颤）。

法半夏二钱，茯苓二钱，化橘红一钱半，炙甘草五分，炒枣仁三钱，远志一钱，石菖蒲八分，党参一钱半，枳实八分，松节三钱。（方出《蒲辅周医疗经验》，名见《千家妙方》上册“加味益心汤”）

⑯治脾虚湿蕴，肝肾不足。

西洋参二钱（研），茅术二钱，杭芍五钱，玄参五钱，化橘红三钱，猪苓五钱，泽泻三钱，云苓五钱，旋覆花三钱（包煎），枳壳三钱（炒），川贝三钱（研），蒌皮三钱，菟丝饼五钱，玉竹三钱，菊花三钱，桑皮三钱，莱菔子三钱（研），竹茹三钱，鸡内金四钱，三仙饮三钱。（《慈禧光绪医方选议》“理脾和肝化湿膏”）

第二节 现代临床应用

化橘红从《中国药典》1985年版被单列收载至今。根据《中国药典》2020年版一部中化橘红药材的介绍，其味辛、苦，温，归肺、脾经，功用主治在于理气宽中、燥湿化痰，用于咳嗽痰多、食积伤酒、呕恶痞闷。

现代文献收载复方如下。

一、呼吸系统疾病

①治痰浊阻肺所致的咳嗽、气喘、痰多；感冒、支气管炎、咽喉炎见上述证候者。

化橘红300 g、百部（蜜炙）30 g、茯苓30 g、半夏（制）30 g、白前50 g、甘草10 g、苦杏仁100 g、五味子20 g。（《中国药典》2020年版一部“橘红痰咳液”）

②治痰热咳嗽，痰多，色黄黏稠，胸闷口干。

化橘红75 g、陈皮50 g、半夏（制）37.5 g、茯苓50 g、甘草25 g、桔梗37.5 g、苦杏仁50 g、炒紫苏子37.5 g、紫菀37.5 g、款冬花25 g、瓜蒌皮50 g、浙贝母50 g、地黄50 g、麦冬50 g、石膏50 g。（《中国药典》2020年版一部“橘红丸”）

③治肺气不敛，痰浊内阻，咳嗽，咯痰，喘促，胸膈满闷。

化橘红75 g、锦灯笼100 g、川贝母75 g、炒苦杏仁100 g、罂粟壳75 g、五味子75 g、白矾75 g、甘草75 g。（《中国药典》2020年版一部“橘红化痰丸”）

④治痰热阻肺引起的咳嗽痰多、胸满气短、咽干喉痒。

化橘红66 g、陈皮44 g、法半夏33 g、茯苓44 g、款冬花22 g、甘草22 g、瓜蒌皮44 g、紫菀33 g、麦冬44 g、知母22 g、桔梗33 g、地黄44 g、石膏44 g、苦杏仁（去皮炒）44 g、炒紫苏子33 g。（《中国药典》2020年版一部“止咳橘红口服液”）

⑤治肺经燥热引起的咳嗽痰少，久嗽不止，喘息胸闷，口干舌燥，咽喉痒痛。

西瓜72 000 g、紫苏叶60 g、苦杏仁（炒）60 g、桔梗60 g、麦冬60 g、麻黄60 g、罂粟壳（蜜炙）60 g、桑白皮（蜜炙）60 g、瓜蒌皮60 g、茯苓60 g、枳壳（麸炒）60 g、生姜60 g、枇杷叶（蜜炙）30 g、五味子（醋炙）30 g、薄荷30 g、清半夏30 g、川贝母30 g、款冬花30 g、甘草30 g、化橘红30 g、地黄30 g、卞萝卜240 g。［《中华人民共和国卫生部药品标准》中药成方制剂（第二册）“清金止嗽西瓜膏”］

⑥治肺热咳嗽，喘息。

平贝母300 g、硼砂300 g、化橘红100 g、苦杏仁（炒）100 g、百部（蜜炙）100 g、石膏200 g、麻黄140 g、甘草100 g。［《中华人民共和国卫生部药品标准》中药成方制剂（第三册）“复方贝母散”］

⑦治痨伤咳嗽，精神不振，四肢疲倦，肺痨肺炎。

蛤蚧62.5 g、前胡30 g、莲子40 g、天冬40 g、瓜蒌子30 g、麦冬40 g、天花粉30 g、川贝母40 g、白前30 g、化橘红30 g、桔梗30 g、桑白皮30 g、苦杏仁30 g、白芥子30 g、紫苏子（炒）20 g、茯苓40 g、莱菔子（炒）30 g、薏苡仁40 g、山药40 g、百合50 g、白扁豆（炒）40 g、党参50 g、黄芪50 g、北沙参40 g、甘草30 g、白及50 g、半夏（制）15 g。［《中华人民共和国卫生部药品标准》中药成方制剂（第三册）“蛤蚧养肺丸”］

⑧治肺胃阴虚，口干咽燥，久咳痰少。

化橘红300 g、梨1 500 g、川贝母5 g、天冬150 g、麦冬300 g、苦杏仁150 g、枇杷叶150 g、五味子150 g。［《中华人民共和国卫生部药品标准》中药成方制剂（第三册）“橘红梨膏”］

⑨治小儿肺胃痰热，外感风寒引起的发烧恶寒，头痛鼻塞，咳嗽气促，烦躁不安，内热惊风，四肢抽搐。

钩藤30 g、僵蚕（麸炒）60 g、全蝎30 g、天麻30 g、羌活30 g、荆芥穗60 g、防风60 g、柴胡30 g、薄荷60 g、蓼大青叶60 g、金银花120 g、法半夏30 g、天竺黄30 g、天南星（制）30 g、化橘红60 g、赤芍90 g、栀子（姜炙）60 g、黄芩60 g、关木通*60 g、麦冬60 g、玄参60 g、甘草30 g、羚羊角粉15 g、琥珀粉76 g、朱砂76 g、冰片11.4 g。［《中华人民共和国卫生部药品标准》中药成方制剂（第四册）“太和妙灵丸”］

⑩治外感风寒引起的气管发炎，肺热咳嗽，气促哮喘，喉中发痒，痰涎壅盛，胸膈满闷，老年痰喘。

麻黄21 g、苦杏仁（去皮炒）45 g、石膏60 g、甘草（蜜炙）15 g、前胡30 g、白前30 g、百部（蜜炙）30 g、紫菀30 g、款冬花（蜜炙）15 g、蛤壳（煅）23.1 g、葶苈子15 g、化橘红（盐水炙）15 g、桔梗30 g、茯苓30 g、半夏曲（炒）30 g、远志（去心炒焦）30 g、旋覆花30 g、浮海石（煅）30 g、紫苏子（炒）30 g、党参120 g、大枣240 g、五味子（醋炙）15 g、桂枝（炒）15 g、薤白30 g、白芍（酒炙）30 g、桑叶60 g、射干15 g、黄芩30 g、青黛6.9 g、蒲公英30 g。［《中华人民共和国卫生部药品标准》中药成方制剂（第四册）“气管炎丸”］

⑪治咳嗽痰多。

化橘红14 g、陈皮76 g、枇杷叶222 g、桔梗21 g、紫苏子69 g、甘草14 g。［《中华人民共和国卫生部药品标准》中药成方制剂（第四册）“橘红枇杷片”］

---

* 关木通具有肾毒性，《中国药典》已不收载，请读者遵守相关法律法规。

⑫治肺热痰盛引起的咳嗽黄痰，胸膈不畅，喉痛音哑，大便干燥。

黄芩96 g、熟大黄12 g、知母12 g、天花粉48 g、麦冬12 g、化橘红12 g、苦杏仁（去皮炒）12 g、桑白皮（蜜炙）24 g、浙贝母24 g、桔梗24 g、枳壳（去瓤麸炒）24 g、甘草3 g、前胡12 g、百部12 g。［《中华人民共和国卫生部药品标准》中药成方制剂（第七册）“清金止嗽化痰丸”］

⑬治肺失清肃引起的咳嗽白痰，胸满气喘，睡眠不安，精神疲倦。

陈皮96 g、法半夏384 g、化橘红240 g、甘草240 g、麻黄384 g、苦杏仁（炒）240 g、曼陀罗叶144 g、茯苓24 g、五味子（醋炙）240 g、桂枝96 g、白芥子（炒）144 g、瓜蒌子（蜜炙）384 g、川贝母384 g、浙贝母96 g、沉香48 g、桔梗240 g、厚朴（姜炙）96 g、款冬花96 g、百部240 g、白及384 g、地骨皮96 g。［《中华人民共和国卫生部药品标准》中药成方制剂（第八册）“清金宁肺丸”］

⑭治小儿肺胃痰热，感受风寒引起的头痛身热，气促喘急，烦躁不安。

黄芩15 g、黄连9 g、胆南星（酒炙）12 g、天竺黄9 g、前胡15 g、浙贝母12 g、桔梗15 g、苦杏仁（炒）15 g、陈皮15 g、化橘红15 g、法半夏15 g、茯苓15 g、甘草12 g、紫苏叶15 g、木香12 g、葛根15 g、枳壳（麸炒）15 g、冰片2.4 g、党参12 g、朱砂12 g、羌活12 g。［《中华人民共和国卫生部药品标准》中药成方制剂（第八册）“保童化痰丸”］

⑮治咳嗽痰喘，痰中带血，咽干口渴，声重音哑等症。

莱阳梨清膏600 g、陈皮15 g、浙贝母15 g、法半夏15 g、化橘红15 g。［《中华人民共和国卫生部药品标准》中药成方制剂（第九册）“莱阳梨膏”］

⑯治伤风咳嗽，痰多，气喘。

川贝母7 g、枇杷叶38 g、桔梗13 g、麻黄3 g、百合19 g、百部19 g、陈皮3 g、桑白皮3 g、化橘红13 g、薄荷3 g、五指毛桃49 g、重楼19 g、苦杏仁13 g、麦冬19 g、甘草19 g、薄荷脑0.1 g、紫苏子6 g、天花粉6 g。［《中

华人民共和国卫生部药品标准》中药成方制剂（第十一册）“复方川贝止咳糖浆”］

⑰治痰多气喘，因寒清、热稠引起的恶心呕吐。

法半夏800 g、川贝母25 g、化橘红15 g、沉香7.52 g、肉桂15 g、山柰15 g、甘草15 g、藕粉1 200 g。［《中华人民共和国卫生部药品标准》中药成方制剂（第十一册）“法制半夏曲”］

⑱治小儿食滞内热引起的咳嗽身热，呕吐痰涎，烦躁起急，睡卧不安，惊风抽搐，神志昏迷，大便燥结。

钩藤120 g、僵蚕（麸炒）30 g、天麻120 g、全蝎30 g、黄连30 g、大黄30 g、胆南星（酒炙）30 g、浙贝母30 g、天竺黄30 g、法半夏30 g、化橘红120 g、滑石120 g、牛黄6 g、朱砂10 g、麝香1.5 g、冰片6 g。［《中华人民共和国卫生部药品标准》中药成方制剂（第十二册）“小儿牛黄颗粒”］

⑲治四时感冒，风寒咳嗽，头痛无汗，鼻塞声重，畏风恶寒，鼻流清涕，四肢无力。

半夏192 g、北沙参96 g、厚朴48 g、化橘红192 g、前胡192 g、黄芩96 g、浙贝母96 g、桔梗48 g、葛根96 g、天花粉96 g、苦杏仁96 g、紫苏叶油0.61 g。［《中华人民共和国卫生部药品标准》中药成方制剂（第十五册）“散风宁嗽糖浆”］

⑳治急性气管炎，风热感冒，咳嗽，吐白黏痰或黄稠痰。

前胡、天花粉、薄荷、桑白皮、苦杏仁（炒）、紫苏子、桔梗、紫苏、甘草、旋覆花、枳壳、化橘红、莱菔子、黄芩、浮海石（煅）。［《中华人民共和国卫生部药品标准》中药成方制剂（第十九册）“小儿清肺丸”］

㉑治久病咳喘，干咳痰少。

麻黄400 g、蒲公英200 g、紫苏子（去油）150 g、浮海石150 g、白前150 g、麦冬125 g、紫菀75 g、百合75 g、甘草75 g、白果（去壳）50 g、罂粟壳50 g、化橘红50 g。［《中华人民共和国卫生部药品标准》中药成方制剂（第十九册）“咳喘舒片”］

㉒治内热外感引起的头痛，怕冷发热，咳嗽流涕，咽喉疼痛，四肢酸懒。

淡豆豉45 g、桔梗15 g、忍冬藤15 g、金银花15 g、蔓荆子（炒）7.5 g、蝉蜕7.5 g、赤小豆30 g、佩兰15 g、栀子（姜炙）22.5 g、枳壳（麸炒）15 g、连翘15 g、白芷7.5 g、苦杏仁（炒）15 g、天花粉15 g、陈皮（炒）15 g、淡竹叶15 g、芦根30 g、荆芥穗15 g、薄荷7.5 g、赤芍30 g、石膏15 g、甘草7.5 g、白茅根30 g、防风7.5 g、黄芩15 g、菊花15 g、桑叶30 g、紫菀15 g、紫苏子（炒）7.5 g、青蒿15 g、莱菔子（炒）15 g、化橘红6 g、建曲15 g、马齿苋15 g、牛蒡子（炒）15 g、板蓝根15 g、苍耳子（去刺炒）15 g、麻黄6 g、桑白皮（蜜炙）15 g、僵蚕（麸炒）6 g、蓼大青叶9 g。［《中华人民共和国卫生部药品标准》中药成方制剂（第十九册）“加味感冒丸”］

㉓治小儿瘟毒引起的头痛高烧，流涕多泪，咳嗽气促，烦躁口渴，麻疹初期，疹出不透。

西河柳45 g、金银花105 g、连翘105 g、牛蒡子（炒）75 g、蝉蜕75 g、薄荷75 g、桑叶105 g、防风105 g、麻黄75 g、羌活105 g、僵蚕（麸炒）60 g、胆南星（酒炙）105 g、化橘红105 g、苦杏仁（去皮炒）45 g、川贝母75 g、茯苓60 g、赤芍75 g、淡竹叶105 g、甘草60 g、羚羊角粉15 g、麝香5 g、牛黄15 g、冰片10 g。［《中华人民共和国卫生部药品标准》中药成方制剂第（二十册）“五粒回春丸”］

㉔治外感风邪，痰热阻肺，咳嗽痰盛，气促哮喘，不能躺卧，喉中作痒，胸膈满闷，老年痰喘。

前胡、白前、苦杏仁（去皮炒）、桑叶、麻黄、半夏曲（麸炒）、桔梗、川贝母、紫苏子（炒）、化橘红（盐炙）、紫菀、款冬花（蜜炙）、旋覆花、海浮石（煅）、马兜铃*（蜜炙）、茯苓、甘草（蜜炙）、远志（炒焦）、石膏、细辛、五味子（醋炙）、桂枝（炒）、浙贝母、白芍

* 马兜铃具有肾毒性，《中国药典》已不收载，请读者遵守相关法律法规。

（酒炙）、葶苈子、射干、百部（蜜炙）、薤白、黄芩、党参、大枣、煅蛤壳粉、青黛、罂粟壳（蜜炙）、生姜、枇杷叶。［《中华人民共和国卫生部药品标准》中药成方制剂（第二十册）“京制咳嗽痰喘丸”］

㉕治痰热阻肺引起的咳嗽痰多，胸满气短，咽干喉痒。

化橘红、陈皮、法半夏、茯苓、款冬花、甘草、瓜蒌皮、紫菀、麦冬、知母、桔梗、地黄、石膏、苦杏仁（去皮炒）、紫苏子（炒）。［《中华人民共和国卫生部药品标准》新药转正标准中药（第三十四册）“止咳橘红颗粒”］

㉖治小儿外感风寒、肺胃蕴热，症见发热恶寒，鼻塞流涕，咳嗽有痰，咽喉肿痛、口渴。

荆芥穗、薄荷、化橘红、黄芩、紫苏叶、法半夏、桔梗、甘草。［《中华人民共和国卫生部药品标准》新药转正标准中药（第四十册）“儿感清口服液”］

二、消化系统疾病

①治暑湿感冒，症见发热头痛、腹痛腹泻、恶心呕吐、肠胃不适；亦可用于治晕车晕船。

钩藤34.1 g、菊花68.2 g、蒺藜34.1 g、厚朴136.4 g、木香136.4 g、苍术136.4 g、天花粉102.3 g、广藿香136.4 g、葛根136.4 g、化橘红68.2 g、白芷136.4 g、薏苡仁170.5 g、稻芽102.3 g、薄荷68.2 g、茯苓272.8 g、广东神曲136.4 g。（《中国药典》2020年版一部“保济丸”）

②治脾胃寒温，脘腹胀满，时作疼痛，泛吐清水，食水便溏。

厚朴（制）200 g、化橘红200 g、干姜200 g、草豆蔻100 g、茯苓100 g、甘草100 g、木香100 g。［《中华人民共和国卫生部药品标准》中药成方制剂（第五册）“厚朴温中丸”］

③治脾胃虚弱，水运不化引起的精神倦怠，腰膝酸软，肢体沉重，胸胀喘咳。

车前子（清炒）480 g、菟丝子（精炒）480 g、楮实子120 g、茼麻子120 g、甘草48 g、肉桂48 g、大枣60 g、化橘红24 g、葶苈子60 g。［《中华人民共和国卫生部药品标准》中药成方制剂（第六册）“滋补健身丸”］

④治脾胃虚弱引起的胸闷作呕，食欲不振，精神倦怠，大便溏泄。

人参384 g、白术（麸炒）384 g、茯苓192 g、甘草60 g、白扁豆（去皮）120 g、山药192 g、南山楂（炒）240 g、六神曲（麸炒）240 g、麦芽192 g、莲子120 g、薏苡仁（麸炒）384 g、芡实（麸炒）192 g、泽泻42 g、豆蔻42 g、化橘红240 g、广藿香60 g、桔梗60 g、黄连42 g。［《中华人民共和国卫生部药品标准》中药成方制剂（第七册）“补益资生丸”］

⑤治脾胃虚寒引起的胃脘痛和消化不良。

砂仁叶油10 mL、化橘红300 g、白术300 g、枳壳200 g。［《中华人民共和国卫生部药品标准》中药成方制剂（第十一册）“复方春砂颗粒（冲剂）”］

⑥治腹痛吐泻，噫食嗳酸，恶心呕吐，肠胃不适，消化不良，舟车晕浪，四时感冒，发热头痛。

钩藤、薄荷、蒺藜、白芷、木香、神曲茶、菊花、广藿香、苍术、茯苓、厚朴、化橘红、天花粉、薏苡仁、葛根、稻芽。［《中华人民共和国卫生部药品标准》中药成方制剂（第十七册）“保济口服液”］

⑦治食欲不振，停食停乳，嗳气胀满，消化不良。

焦山楂、焦神曲、焦麦芽、焦槟榔、黄芩、化橘红、砂仁、枳壳（麸炒）、代代花、鸡内金（炒）、莱菔子（炒）。［《中华人民共和国卫生部药品标准》中药成方制剂（第十九册）“小儿增食丸”］

⑧治乳食内积，久滞化热兼外感风热证，症见脘腹胀满，食欲不振，恶心呕吐，大便不调，发热口干，咽红咽痛，鼻塞流涕。

大黄（酒炒）、焦槟榔、大青叶、北寒水石、山楂（焦）、薄荷、化橘红、草豆蔻、广藿香、前胡、麦芽（焦）。［《中华人民共和国卫生部药品标准》新药转正标准中药（第七十五册）“清热化滞颗粒”］

三、妇科疾病

①治肝肾不足，营血亏虚，身体虚弱，腰膝痠痛，少腹坠胀，妊娠下血，胎动不安。

党参66 g、龙眼肉20 g、菟丝子（盐炙）33 g、香附（醋制）41 g、茯苓58 g、山药50 g、艾叶（醋制）41 g、白术（炒）50 g、黄芩66 g、熟地黄41 g、白芍41 g、阿胶41 g、炙甘草28 g、当归50 g、桑寄生41 g、川芎（酒制）41 g、羌活20 g、续断41 g、鹿茸20 g、杜仲58 g、川贝母20 g、砂仁33 g、化橘红41 g。（《中国药典》2020年版一部“参茸保胎丸”）

②治月经不调，月经过多，赤白带下，产后腹痛。

鹿茸56 g、白术（土炒）100 g、香附（制）100 g、白芍（酒炒）100 g、黄芩（酒制）50 g、熟地黄100 g、紫苏50 g、地黄100 g、阿胶（炒）50 g、沉香10 g、化橘红100 g、益母草（酒制）600 g、琥珀50 g、川牛膝40 g、木香50 g、党参80 g、乌药（制）100 g、川芎（制）100 g、当归（制）100 g、茯苓100 g、砂仁50 g、甘草（蜜炙）30 g。［《中华人民共和国卫生部药品标准》中药成方制剂（第一册）“茸坤丸”］

③治月经不调，行经腹痛，四肢无力，子宫寒冷，赤白带下，久不受孕，骨蒸劳热，产后腹痛。

杜仲（炭）3 000 g、人参2 000 g、化橘红2 000 g、熟地黄2 000 g、丹参2 000 g、小茴香（盐制）2 000 g、益母草2 500 g、桃仁（炒）2 000 g、川芎2 500 g、荆芥穗（炭）2 500 g、白芍2 500 g、香附（醋制）2 500 g、莱菔子1 500 g、白术（麸炒）1 500 g、肉桂1 500 g、银柴胡1 500 g、泽泻（盐制）1 500 g、槟榔（焦）1 500 g、厚朴（姜制）1 500 g、神曲（炒）1 500 g、附子（制）1 500 g、麦芽（炒）1 500 g、赤芍1 500 g、山楂（焦）1 500 g、延胡索（醋制）1 500 g、苍术（炒）1 500 g、续断1 500 g、吴茱萸（盐制）1 000 g、砂仁1 500 g、海螵蛸1 500 g、茯苓1 500 g、乌药1 500 g、牡丹皮1 500 g、牛膝1 500 g、龟甲（醋制）1 000 g、豆蔻1 500 g、木瓜1 000 g、红花5 000 g、木香1 000 g、山药

1 500 g、沉香1 000 g、当归5 000 g、鹿茸5 000 g、甘草1 000 g、鹿胎1具。［《中华人民共和国卫生部药品标准》中药成方制剂（第四册）“参茸鹿胎膏”］

④治妇女血虚气滞，月经不调，经前经后腹痛腰痛。

益母草（酒制）100 g、党参（炙）13 g、乌药17 g、黄芩（酒制）8 g、白术（炒）17 g、熟地黄（酒制）17 g、紫苏叶8 g、牛膝（盐制）7 g、地黄17 g、香附（酒醋制）17 g、白芍（酒炒）17 g、沉香1.7 g、阿胶（炒）8 g、砂仁8 g、川芎（酒制）17 g、甘草（炙）5 g、琥珀8 g、化橘红17 g、当归（酒制）17 g、茯苓（炒）17 g、木香8 g。［《中华人民共和国卫生部药品标准》中药成方制剂（第七册）“宁坤丸”］

⑤治气血不足，肝郁阴虚引起的经期不准，行经腹痛，月经量少，手足心热。

人参60 g、白术（麸炒）75 g、茯苓150 g、甘草75 g、熟地黄150 g、当归150 g、白芍150 g、川芎150 g、阿胶75 g、地黄150 g、木香75 g、砂仁75 g、香附（醋炙）150 g、乌药150 g、沉香150 g、化橘红150 g、紫苏叶75 g、琥珀75 g、牛膝150 g、益母草900 g、黄芩（酒炙）150 g。［《中华人民共和国卫生部药品标准》中药成方制剂（第十二册）“坤顺丸”］

⑥治产后腰腹疼痛，头痛身酸。

党参90 g、山药34 g、黄芩45 g、木香20 g、白术（制）34 g、延胡索（制）20 g、香附（制）34 g、琥珀20 g、紫苏34 g、化橘红20 g、当归68 g、茯苓68 g、益母草（制）135 g、地黄34 g、砂仁20 g、川芎（制）34 g、乌药（制）20 g、熟地黄34 g、血竭14 g、木瓜20 g、牛膝20 g、沉香20 g、甘草20 g、赤芍34 g、阿胶27 g。［《中华人民共和国卫生部药品标准》中药成方制剂（第十四册）“产后补丸”］

四、其他

①治风痰阻络所致的中风，症见半身不遂、口舌歪斜、手足麻木、疼痛痉挛、言语謇涩。

蕲蛇肉20 g、全蝎15 g、地龙5 g、炒僵蚕10 g、醋山甲*10 g、豹骨*（油炙）10 g、人工麝香5 g、水牛角浓缩粉15 g、人工牛黄2.5 g、醋龟甲10 g、朱砂10 g、天麻20 g、防风20 g、羌活20 g、白芷20 g、川芎20 g、葛根15 g、麻黄20 g、肉桂20 g、细辛10 g、附子（附片）10 g、油松节10 g、桑寄生20 g、骨碎补（炒）10 g、威灵仙（酒炒）15 g、粉萆薢20 g、当归10 g、赤芍10 g、片姜黄2.5 g、血竭7.5 g、三七5 g、乳香（制）10 g、没药（制）10 g、人参20 g、黄芪20 g、炒白术18 g、茯苓10 g、甘草20 g、天竺黄10、制何首乌20 g、熟地黄20 g、玄参20 g、黄连20 g、大黄20 g、化橘红40 g、醋青皮10 g、沉香10 g、檀香5 g、广藿香20 g、母丁香10 g、冰片2.5 g、乌药10 g、豆蔻10 g、草豆蔻20 g、醋香附10 g、两头尖（醋制）20 g、建曲40 g、红曲5 g。（《中国药典》2020年版一部“再造丸”）

②治人的猪囊虫病，脑囊虫及脑囊虫引起的癫痫。

茯苓500 g、水蛭（烫）87.5 g、干漆（炭）87.5 g、雷丸250 g、大黄125 g、僵蚕（炒）375 g、桃仁375 g、黄连125 g、牡丹皮250 g、生川乌30 g、芫花（醋制）30 g、化橘红150 g、五灵脂流浸膏600 g。[《中华人民共和国卫生部药品标准》中药成方制剂（第三册）“囊虫丸”]

③治筋骨软弱，风湿骨痛，手足麻木。

蛇胆汁47 g、地龙（制）160 g、川芎（酒蒸）208 g、桂枝83 g、白芍208 g、独活104 g、防风208 g、胆南星63 g、当归（酒蒸）208 g、僵蚕208 g、白附子（制）52 g、姜半夏156 g、甘草52 g、荆芥208 g、制草乌104 g、制川乌104 g、化橘红16 g。[《中华人民共和国卫生部药品标准》中药成方制剂（第五册）“蛇胆追风丸”]

④治小儿宿食挟热引起的面赤唇红，身热不安，咳嗽痰鸣，小便短赤，大便秘结，惊风抽搐。

大黄300 g、牵牛子（炒）60 g、槟榔300 g、黄连90 g、化橘红150 g、

* 穿山甲、金钱豹为国家一级保护动物，《中国药典》已不将穿山甲、豹骨收载为药材和饮片，请读者遵守相关法律法规。

珍珠1.5 g、牛黄15 g、琥珀60 g、朱砂150 g、冰片30 g。[《中华人民共和国卫生部药品标准》中药成方制剂（第十一册）“小儿珠黄散”]

⑤治虚火上升引起的目眩头晕，脑中胀痛，颈项强直，颜面红赤，烦躁不宁，言语不清，头重脚轻，行步不稳，知觉减退。

茺蔚子、琥珀、蒺藜（盐炙）、乌梢蛇（酒炙）、天竺黄、阿胶、菊花、法半夏、夏枯草、大黄（酒炒）、白芍、赤芍、白薇、当归、牛膝、僵蚕（麸炒）、远志（甘草水炙）、桂枝、玄参、龙胆、石膏、玳瑁、钩藤、九节菖蒲、化橘红、西红花、茯神、麦冬、地黄、黄芩、川芎（酒炙）、枳实（炒）、天麻、蒲黄、沉香、黄柏、柴胡、连翘、桑叶、地龙、芦荟、全蝎、黄连、降香、牡丹皮、甘草（蜜炙）、羚羊角、朱砂。[《中华人民共和国卫生部药品标准》中药成方制剂（第十九册）“高血压速降丸”]

第三节

其他应用

梁凯桐等检索分析了申请日在2000—2016年间化橘红中药专利所对应的适应证数量及种类，治疗呼吸系统疾病、消化系统疾病的化橘红中药专利申请量共占到总申请量的50%以上，与传统治疗的适应证相近。近年化橘红中药专利的适应证就以治疗呼吸系统疾病为主，尤其是支气管哮喘、慢性阻塞性肺疾病治疗。此外，从2012年开始化橘红中药开发技术方向也有较大的延伸，如治疗神经系统疾病、心血管系统疾病、生殖或性疾病、代谢疾病、皮肤病、免疫介导疾病等，以及用于制作非中枢性止痛剂、抗感染、抗肿瘤，这些方向都与化橘红作为中药材的传统功用主治大不相同，体现化橘红作为中药主要原料，存在与其他中药材搭配开发新的中成药并治疗更多不同疾病的潜在研发价值。

第八章

CHAPTER 8

药食养生

药用

食用

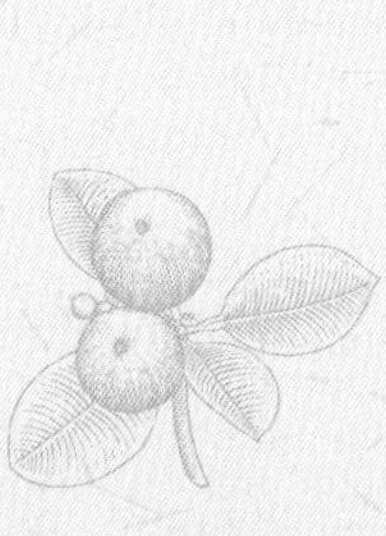

第一节

药用

一、概述

化橘红具有宽膈降气、散寒燥湿、健脾利气等功效。

二、使用化橘红的相关医案及验方

（一）清代叶天士《临证指南医案》

①姚（妪）溃疡久不靥，气血耗尽，中宫营液枯涸，气不旋转。得汤饮则痰涎上涌，势如噎膈。况久恙若是，药饵难挽。

方用：人参，炒麦冬，代赭石，化橘红（人参、麦冬甘润补中，代赭石、化橘红辛苦开泻，下气涤痰）。

②某（妪）今年风木司天，春夏阳生之候，兼因平昔怒劳忧思，以致五志气火交并于上，肝胆内风鼓动盘旋，上盛则下虚，故足膝无力。肝木内风壮火，乘袭胃土，胃主肌肉，脉络应肢，绕出环口，故唇舌麻木，肢节如痿，固为中厥之萌。观河间内火召风之论，都以苦降辛泄，少佐微酸，最合经旨。折其上腾之威，使清空诸窍毋使浊痰壮火蒙蔽，乃暂药权衡也。至于颐养工夫，寒暄保摄，尤当加意于药饵之先。

上午服：金石斛三钱，化橘红五分，白蒺藜二钱，真北秦皮一钱，草决明二钱，冬桑叶一钱，嫩钩藤一钱，生白芍一钱。

③动怒脘下痛，不饮食，是肝厥犯脾胃。病外生枝，最非善调之理，理气皆破泄难用。议进制肝木益胃土一法。

方用：人参一钱，炒焦白芍一钱半，真迦南香（汁冲）五小匙，炒焦乌梅三分（酸泄肝阳），茯苓五钱（切小块，甘淡益胃），化橘红五分（宣通缓痛）。

（二）清代通意子《贯唯集》

①许，右。情志少畅，以致坎离不相交媾，阳气化风，挟痰火内炽，上扰神舍，遂致彻夜不寐，言语无度，脉象重按弦滑而硬，肝经气火郁闭不达。当以泄肝畅气为主，肝木平则风自熄，肝气和则痰自降也。

方用：羚羊角（先煎）一钱半，天竹黄一钱，云茯神（辰砂拌）四钱，焦山栀一钱半，陈胆星七分，灵磁石（煅）三钱，明天麻一钱，大连翘（辰砂拌）三钱，化橘红一钱，九孔石决明（生打）一两，大力子三钱，郁金一钱半，菊花一钱半，白桔梗一钱，青龙齿三钱，赤金器（悬煎）一具，竹沥（冲）一杯，姜汁（冲）半匙，九节菖蒲五分、白蒺藜三钱、净钩藤五钱、粉前胡一钱半，四味煎汤代水。

②郑。并由上年夏季感受寒邪，损及脾脏，未得外达，积久不化，延及胃府，后感冬季重受湿邪，加以过劳伤阳，渐成湿黄疸症，肢体虚浮，面目恍白。至今春阳鼓荡，再动肝风，是以头不着枕，兀兀振动，症势已觉深邃，犹幸胃纳尚未惫残，后天生气未坏，还可按法理治。昨患寒热颇重，并无汗液，此新感温邪，以正弱不克托邪外达耳。刻诊脉象左细弱带弦，右搏数细弱，舌苔满白，舌质淡白不红，乃气亏血虚，营卫失其常度也。据症合脉，实非轻渺，姑拟一方，以候主翁台正。

方用：制附子五分，细毛连（姜汁炒）五分，淡干姜五分，川桂木五分，焦白术一钱半，粉归身（酒炒）一钱半，法半夏一钱半，化橘红八分，皮杏仁（打）三钱，生苡米五钱，赤苓皮三钱，冬瓜皮三钱，姜竹茹一钱半，稆豆衣三钱，制川朴五分。

（三）清代陈复正《幼幼集成》

调元散以治胎怯。

方用：拣人参、漂白术、白茯苓、化橘红、大当归、甘枸杞、炙甘草各二钱，陈粳米三合为末。

每服二三钱，龙眼煎汤调下。

（四）清代孙采邻《竹亭医案》

王省斋翁歧骨间痛昼轻夜重，痛剧则呕吐酸黄水，甚至臭汁黑水，皆从胃底泛来，致令气逆呃忒而无已也。脉息沉滞，左弦乏力。病关心荣肺胃，而兼肝胃者有之，议仲景和法治之。

方用：姜半夏一钱半，淡茱萸三分，川黄连四分（姜汁炒），沉香四分，上肉桂心四分，制香附二钱，化橘红八分，加母丁香五只、柿蒂四只。

（五）民国陈守真《儿科萃精》

①小儿太阳伤风，阳浮而阴弱，阳浮者热自发，阴弱者汗自出，淅淅恶风，翕翕发热。古法主桂枝汤（如桂枝、白芍、甘草、姜枣为引）。

〔真按〕桂枝汤为治太阳伤风自汗而设。儿体受风，未必恰在足太阳经，使从发散阳经，恐虽汗而仍不解。但用薄荷五分，连翘六分。浙贝母、化橘红、北沙参各一钱，生甘草三分。一剂为度。汗多者不用薄荷，改用桑叶一钱。

②小儿伤风自利，腹痛而手足冷者，脾怯也。但用炙桑叶一钱，化橘红、茯苓、猪苓、泽泻各二钱，炙甘草五分，生姜一片为引。一剂而止。

③小儿感寒在表，而脾胃兼有积痰者，但用桑叶一钱，苦杏仁钱半，化橘红一钱，半夏曲五分，生姜一片为引。

④慢惊夹热夹痰：慢惊本无热可言，但因脾虚而虚热内生，故痰涎上泛，咽喉气粗，身热心烦，痰热相兼者，古法主清心涤痰汤。脾虚肝旺痰盛者，古法主柴芍六君子汤（如六君子汤加柴胡、白芍、钩藤钩，引用姜、枣）。

〔真按〕痰热之生，皆由脾虚，仍宜以治脾为主，方用卷茯苓三钱，炒竹茹钱半，化橘红二钱，麦冬去芯钱半，川尖贝钱半，金钱术钱半，炙甘草五分，引用生白芍磨汁五分。

第二节

食用

本节为化橘红的食用介绍，共收集整理化橘红特色药膳食谱20种，其中汤类4种，菜类2种，粥类2种，养生茶、糖水类10种，其他常见化橘红食品2种（配图仅供参考，实际做法、材料、用量以文字描述为准）。

一、汤类

化橘红南北杏炖瘦肉

药膳功效　滋养补虚，开胃化痰。

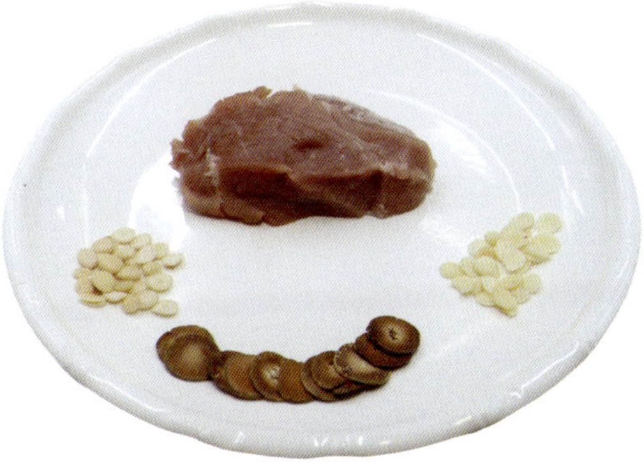

材　料　化橘红2 g，南杏仁6 g，北杏仁3 g，猪瘦肉300 g，盐适量。

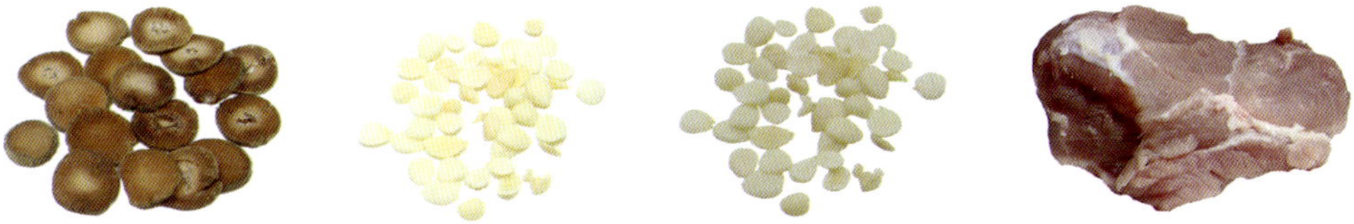

做　法　化橘红、南杏仁和北杏仁洗干净并用清水浸泡，猪瘦肉切成小块。各物一同入炖盅，加入热开水适量，加盖隔水炖1.5～2小时，饮用时方下盐调味。

虫草化橘红花炖水鸭

药膳功效

补肾益肺，止咳化痰。

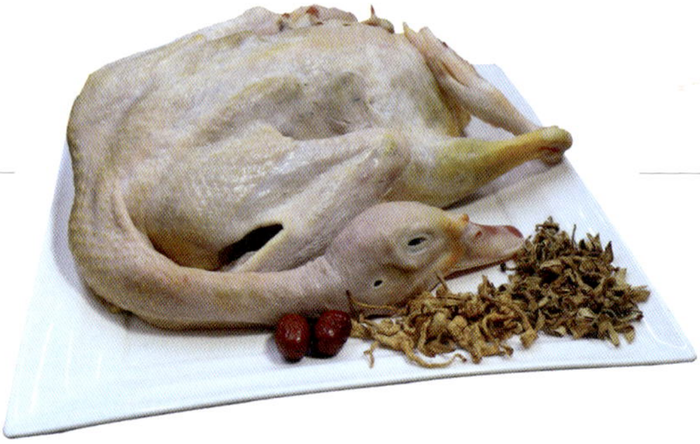

材　料　化橘红花5~10朵（或干品10 g），虫草花100 g，水鸭肉500 g，盐、油、料酒等调味料适量。

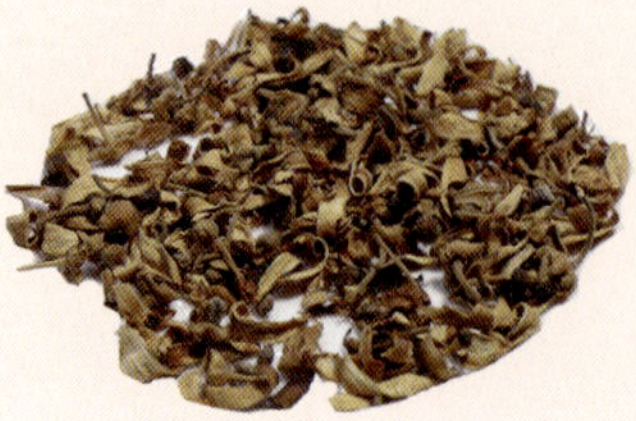

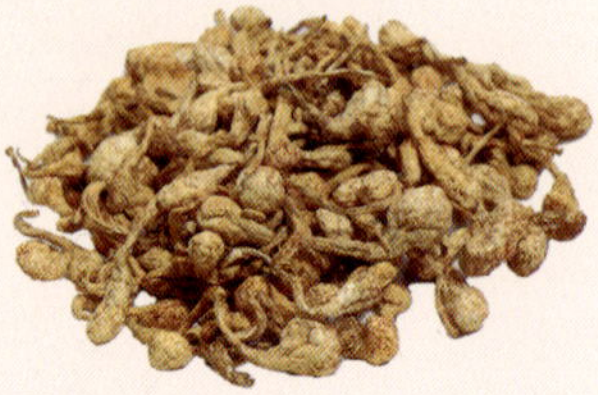

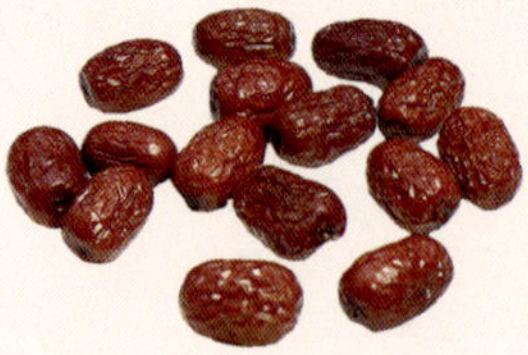

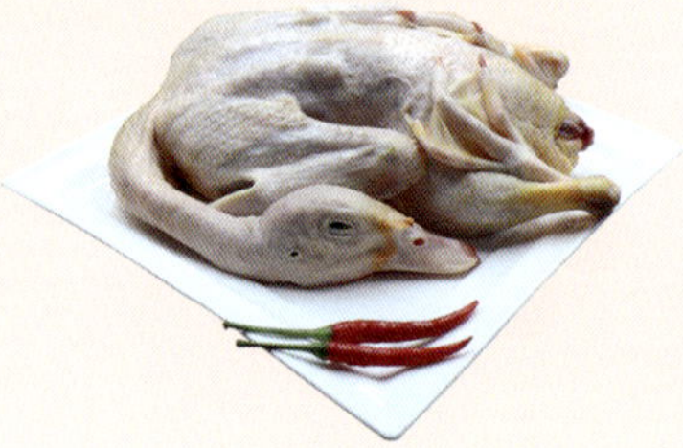

做　法　将红枣去核洗净，化橘红花、虫草花洗净，水鸭肉斩块。将全部材料放入炖锅中，加清水适量，文火隔水炖2~3小时，调味即可。此量可供2~3人食用。

化橘红清炖鸡汤

药膳功效

补肺祛浊，止咳化痰。

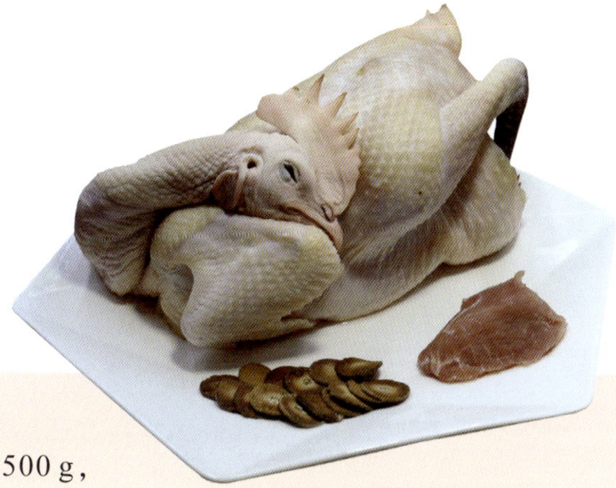

材 料　化橘红2 g，鸡肉500 g，猪瘦肉100 g，盐适量。

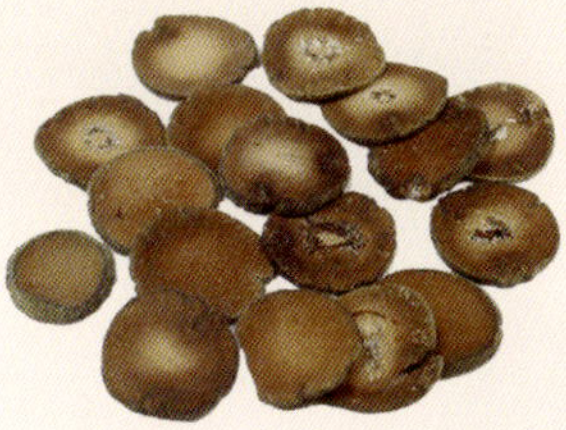

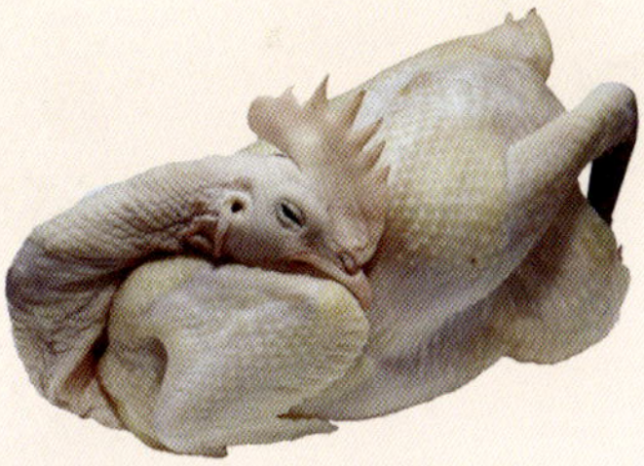

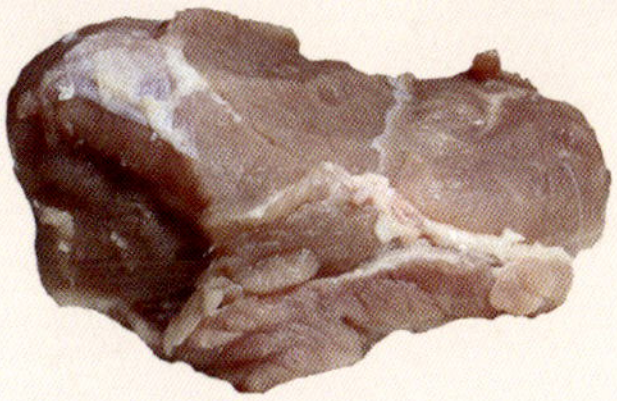

做 法　化橘红稍浸泡；鸡肉洗净、去皮、切块；猪瘦肉洗净。所有材料一起下炖盅，加入热开水2 000 mL，加盖隔水炖约2.5小时，进饮时方下盐，可分2次进饮。

化橘红北杏炖羊肚

药膳功效

健脾养胃，理气平喘。

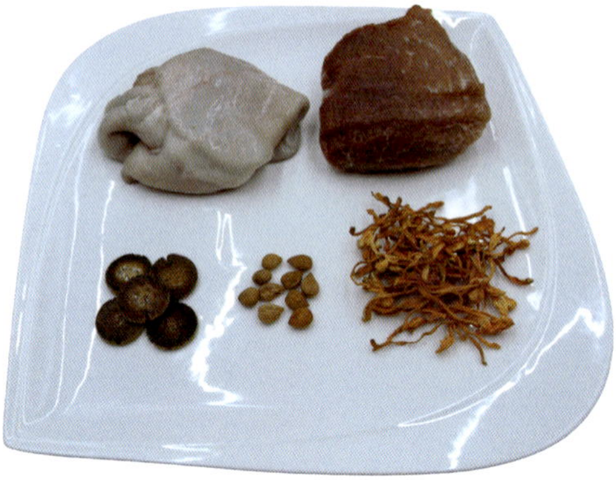

材　料　化橘红2 g，北杏仁5 g，虫草花20 g，羊肚半只，猪瘦肉200 g，生姜3片，盐、花生油、生粉等适量。

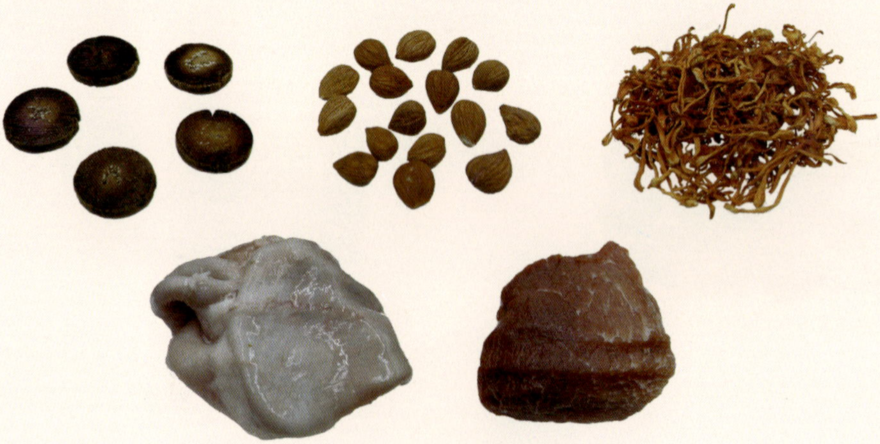

做　法　化橘红、北杏仁、虫草花稍浸泡；羊肚洗净，切块，用生粉、花生油各揉擦一遍；猪瘦肉洗净。所有材料一起下炖盅，加入冷开水2 000 mL，加盖隔水炖3小时，进饮时方下盐。

二、菜类

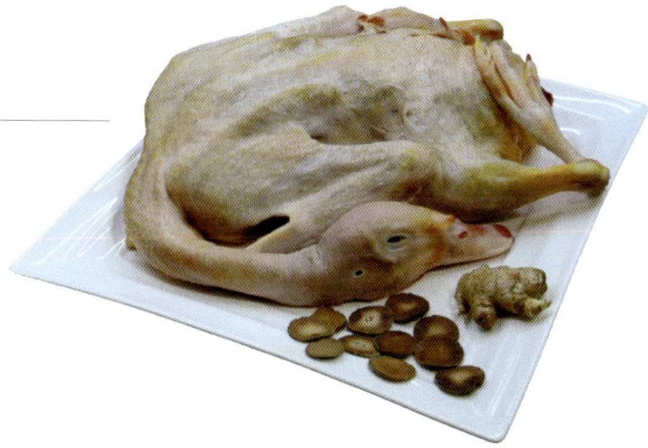

化橘红姜焖鸭

药膳功效 养肺清肺，止咳化痰。

材　料　化橘红2 g，水鸭500 g，生姜、荸荠、杏鲍菇、葱段、料酒、生抽、蒜蓉、辣酱、红糖等适量。

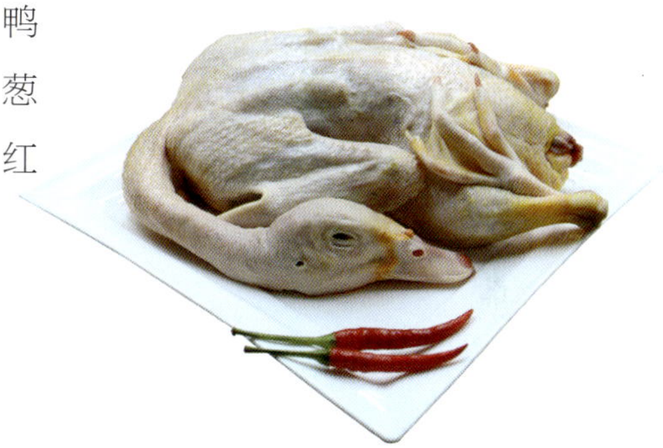

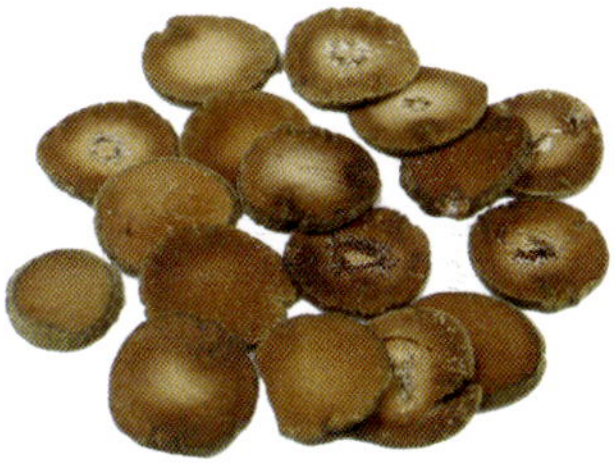

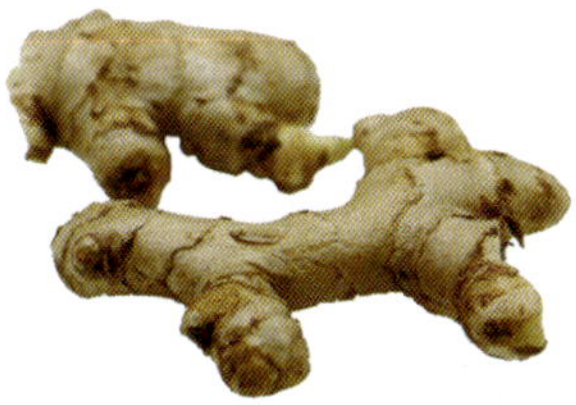

做　法　化橘红切丝、生姜切茸泡水备用，用姜茸和化橘红水腌制鸭肉，姜片煎到微焦黄时放鸭肉煸炒至有焦边。下葱段、杏鲍菇煸炒至出现焦边时放入料酒、红糖、生抽、蒜蓉、辣酱等。再放荸荠、化橘红丝，加清水没过鸭肉，慢火煲煮40分钟即可。

百合橘红鸭

药膳功效

清火润肺，止咳化痰。

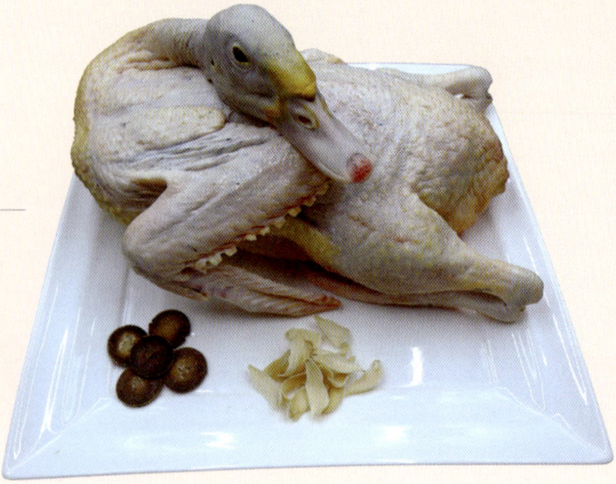

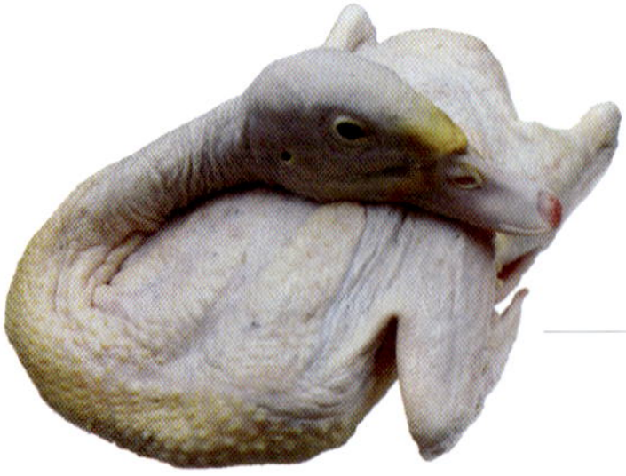

材 料 鸭子1只，百合少许，化橘红2 g，芡实少许，姜8片，盐适量。

做 法 将百合和芡实洗净，将宰好的鸭子切块，汆水捞起，清水倒入炖盅煮沸，放入所有材料；炖2小时，放盐调味即可。

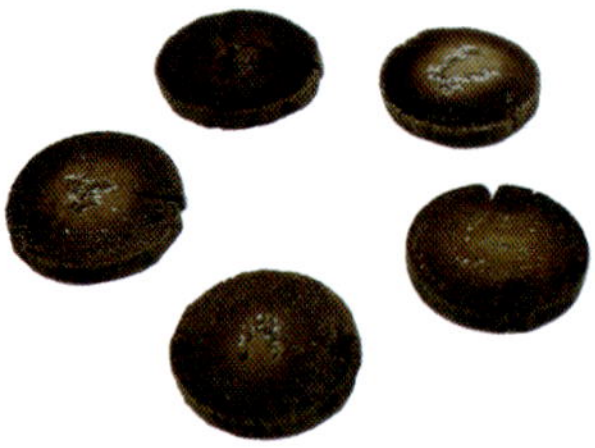

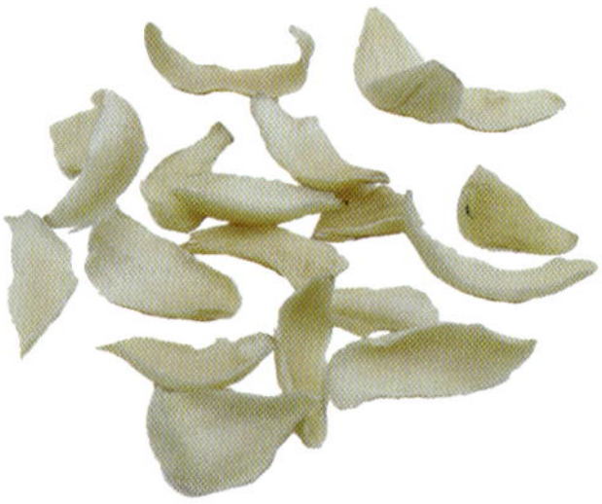

三、粥类

化橘红花粳米粥

药膳功效 下气定喘，健脾消食。

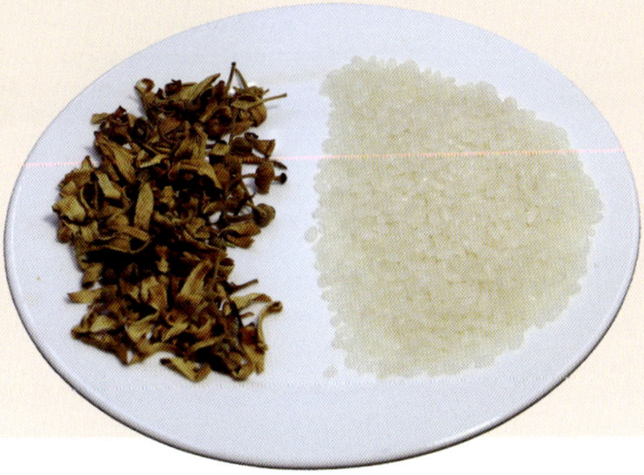

材 料 化橘红花鲜品30 g（或干品10 g），粳米100 g，盐适量。

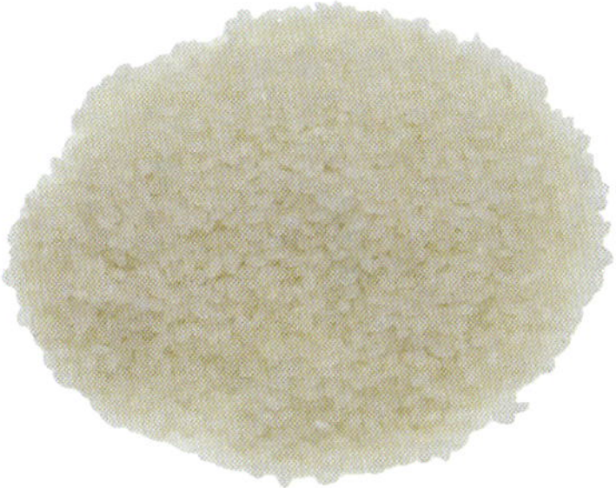

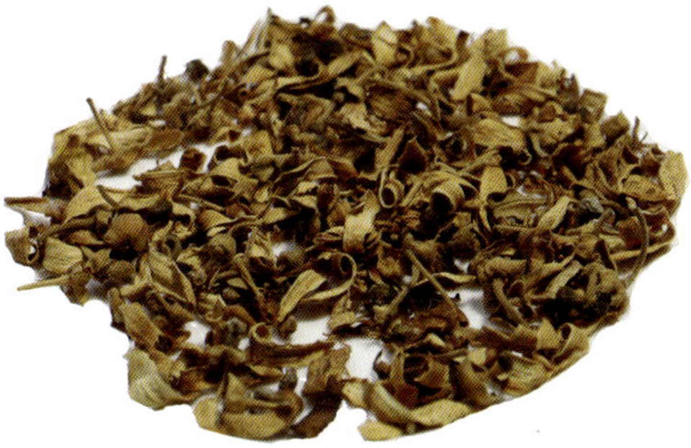

做 法 化橘红花加水研磨过滤，取汁100 mL，加入粳米，再加清水适量，煮成稀粥，加盐等调味即可。

化橘红小米地瓜粥

药膳功效

养脾护胃，止咳润肺，滋阴养血，和胃安眠。

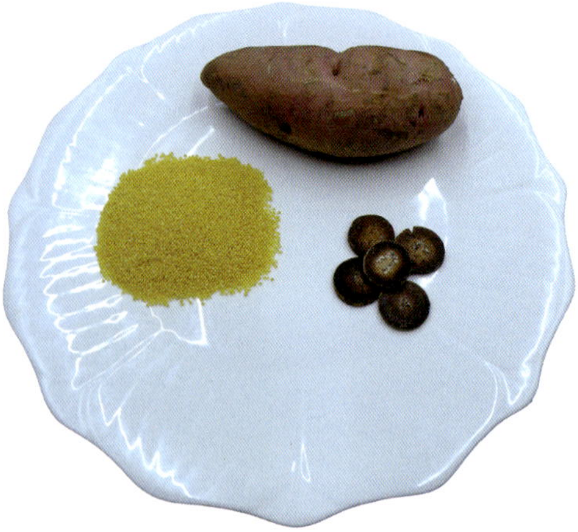

材 料 化橘红2 g，地瓜15 g，小米15 g。

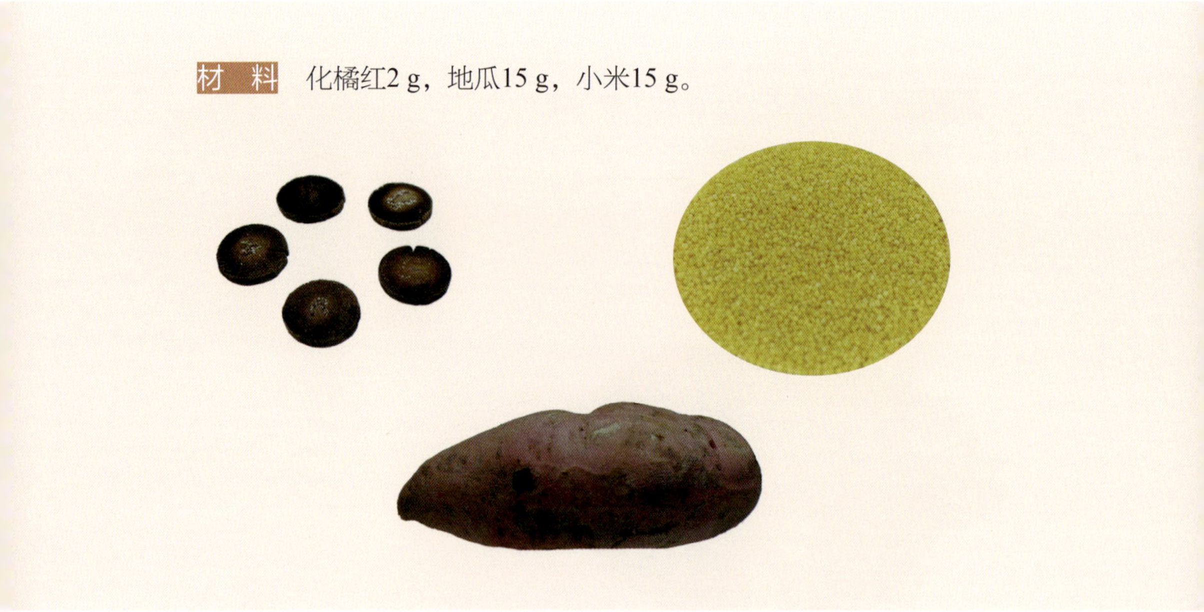

做 法 地瓜洗净、切小块，化橘红切碎，用干净的纱布扎成小包或装入茶包袋，将化橘红小包下水煮10分钟，加入小米、地瓜同煮至黏稠，捞出化橘红小包即可。

四、养生茶、糖水类

化橘红茶

药膳功效

润肺消炎，理气止咳。

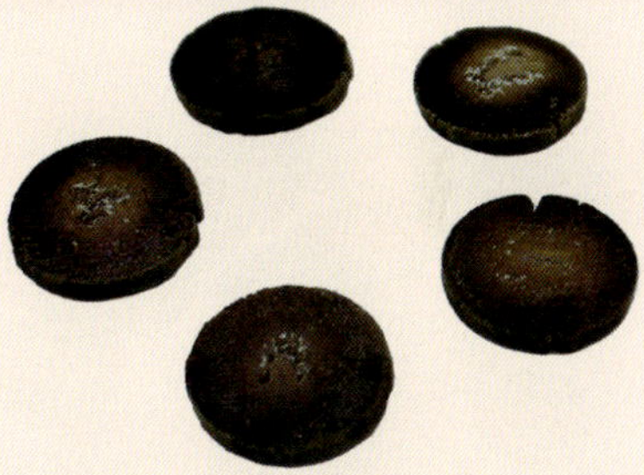

材 料 化橘红3 ~ 6 g。

做 法 先用开水冲泡，再放入锅内隔水蒸20分钟后即可。每日1剂。随时食用。

化橘红普洱茶

药膳功效

化痰止咳，清肺养胃。

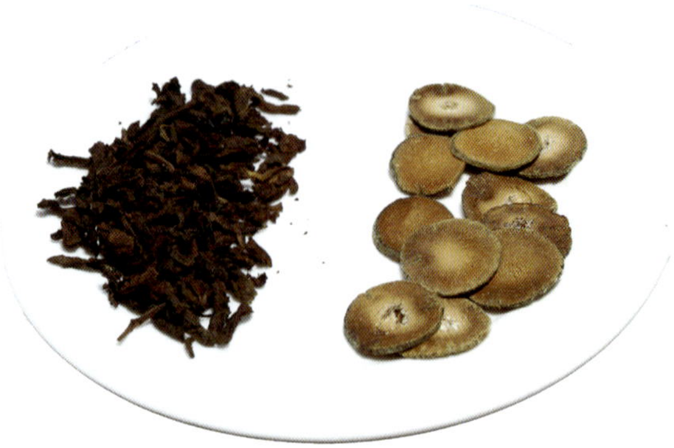

材　料　化橘红片（丝）适量，熟普洱茶叶适量。

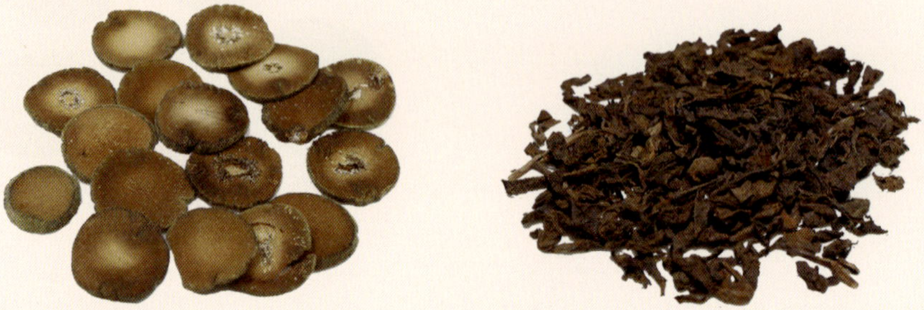

做　法　将化橘红片（丝）与熟普洱茶叶一起放入壶中冲泡后饮用。

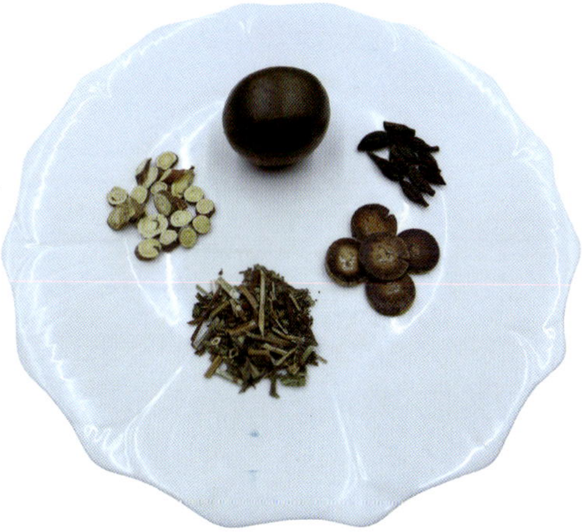

化橘红青果茶

药膳功效 润肺止咳。

材 料 化橘红3 g，青果2枚，罗汉果小半个，甘草5片及薄荷4 g。

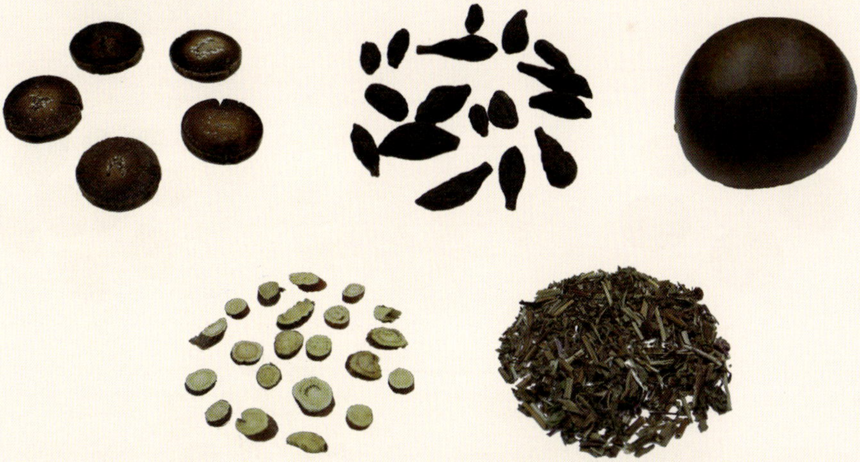

做 法 上述食材洗净后煎煮即可，先用大火烧开再调至小火慢熬10分钟，待水温适宜即可饮用。

化橘红莓茶

药膳功效

止咳润喉。

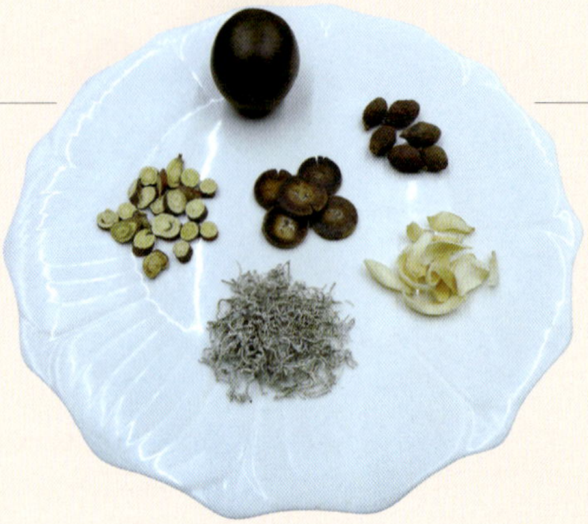

材料　化橘红3 g，百合10 g，胖大海10 g，莓茶叶5 g，甘草3 g，罗汉果3 g。

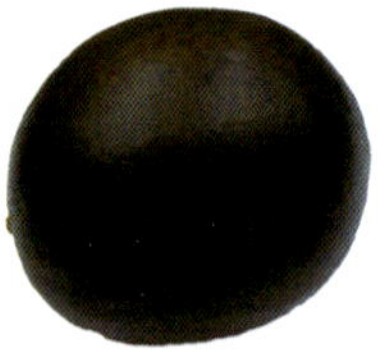

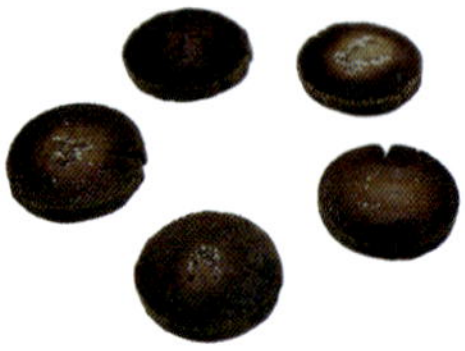

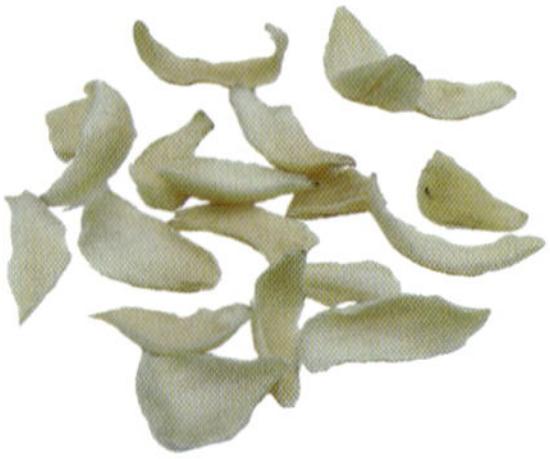

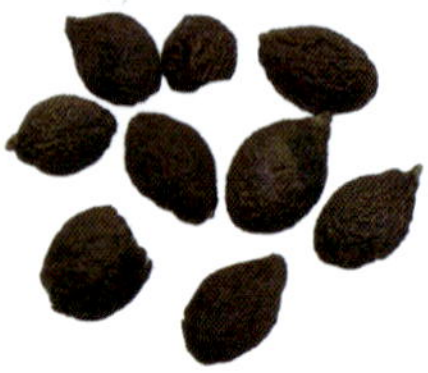

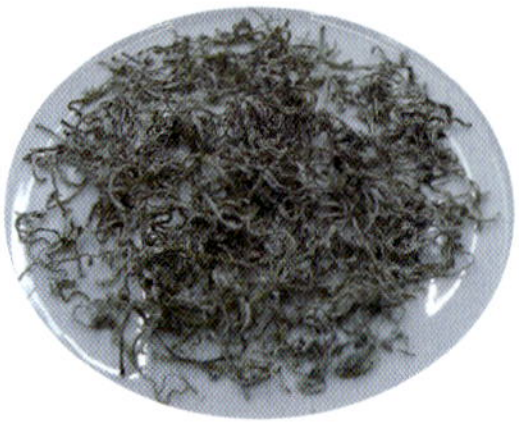

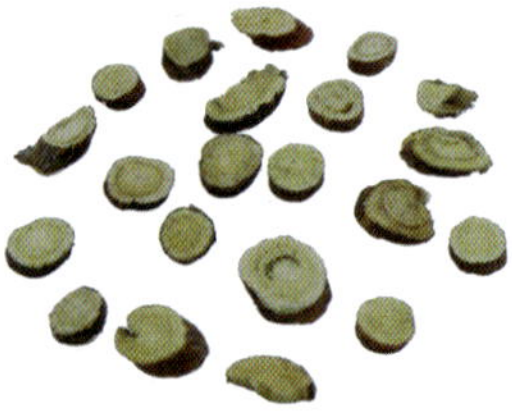

做法　上述食材洗净后用开水冲泡3～5分钟即可饮用。

化橘红栀子茶

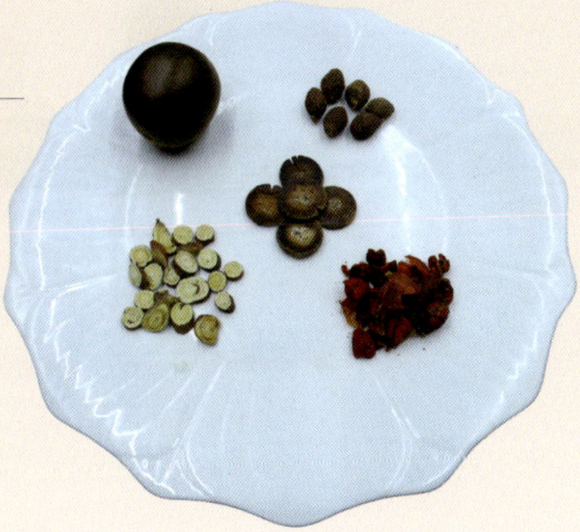

药膳功效 润肺降燥。

材 料 化橘红3 g，栀子10 g，甘草5 g，罗汉果5 g，胖大海8 g。

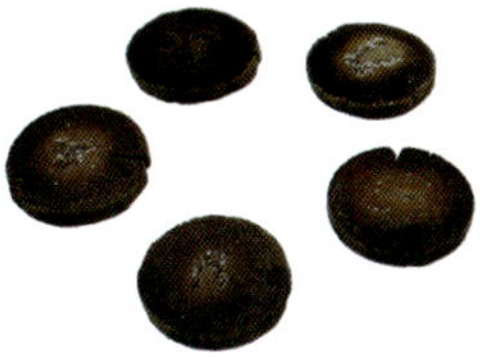
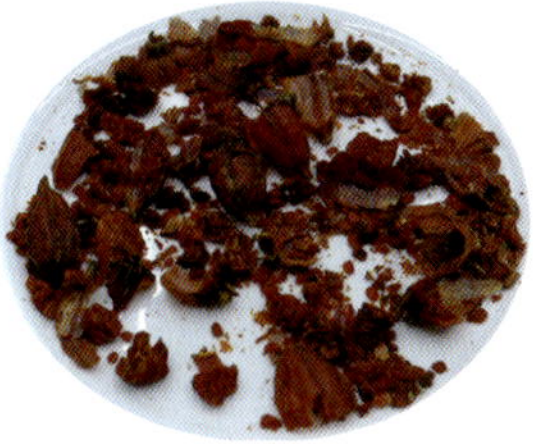
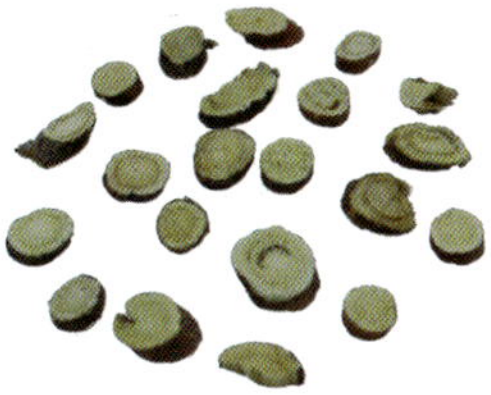

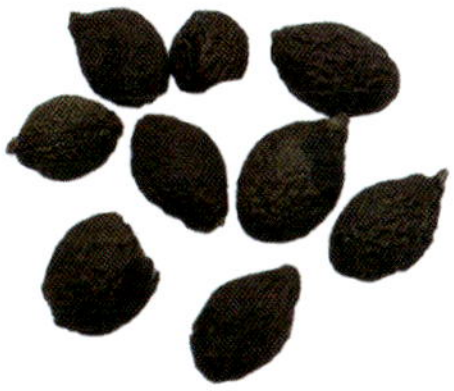

做 法 用水煎服，做茶饮，每日3次。

化橘红罗汉果茶

药膳功效 止咳润喉。

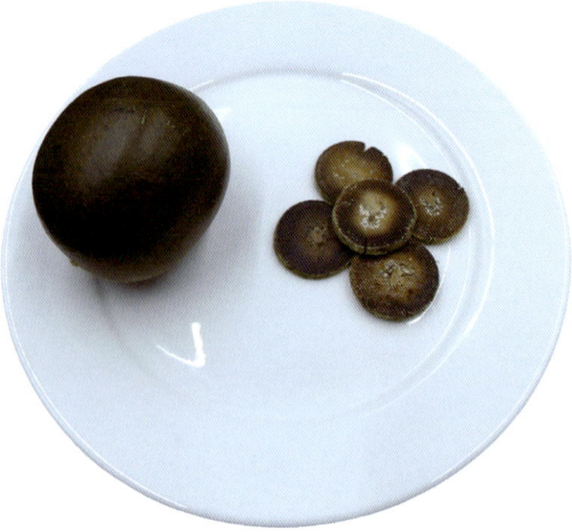

材　料　罗汉果1个，化橘红3 g。

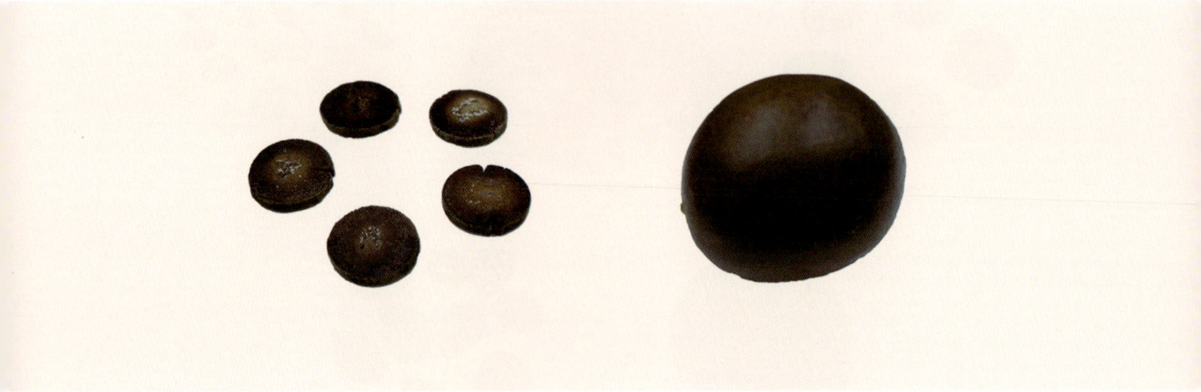

做　法　冲洗，将罗汉果核剥出，再将化橘红及罗汉果放入锅中，加水（1 000 mL）煲煮约15分钟（若甜味不够可酌量添加蜂蜜）。

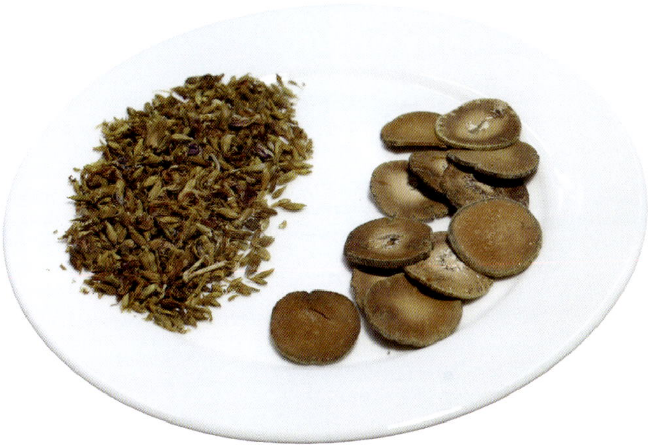

化橘红葛花茶

药膳功效

醒脾，和胃，醒酒。

材 料 化橘红5 g，葛花10 g。

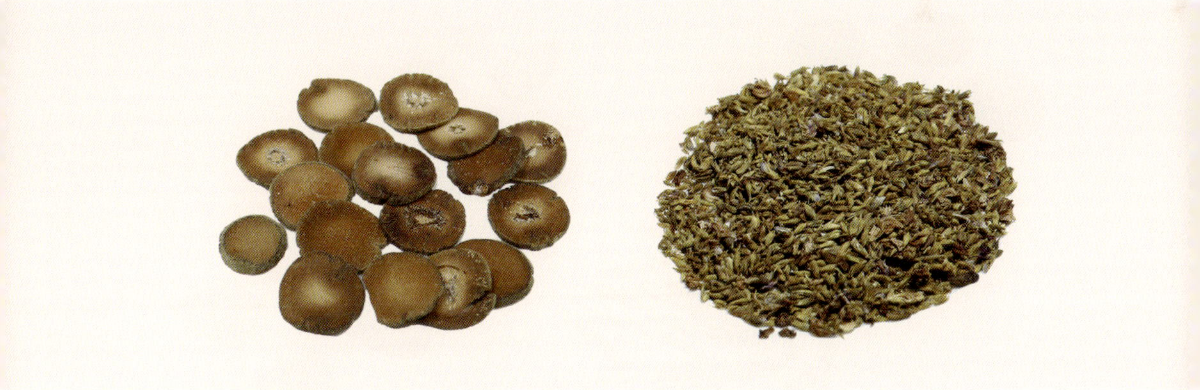

做 法 将化橘红和葛花混合，加水煮开大约15分钟，分多次饮下。可解酒，但不宜日常饮用，如需日常饮用则化橘红用量不宜超过3 g。

化橘红白术饮

药膳功效 健脾理气，宣肺止咳，祛湿化痰。

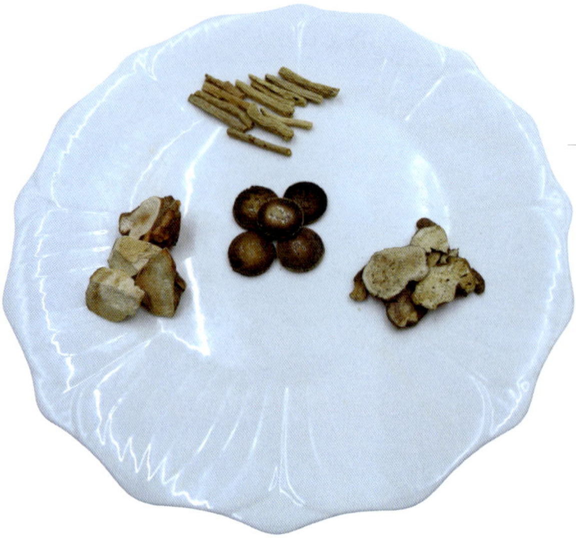

材 料 化橘红3 g，白术10 g，党参10 g，土茯苓10 g。

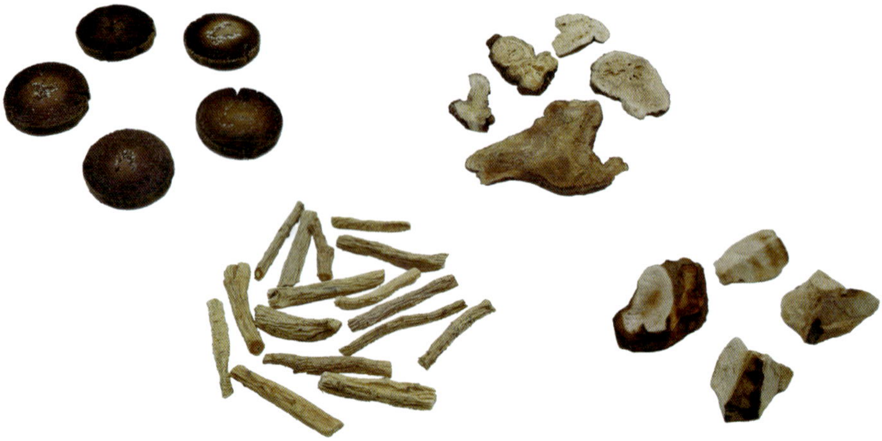

做 法 白术、土茯苓、党参先煮30分钟，后放入化橘红同煮15分钟。

化橘红乌梅饮

药膳功效

温肺化痰，敛肺止咳。

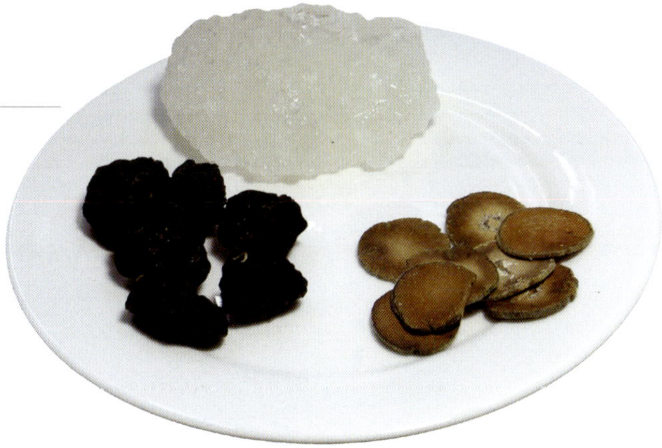

材 料　化橘红3 g，乌梅20 g，冰糖适量。

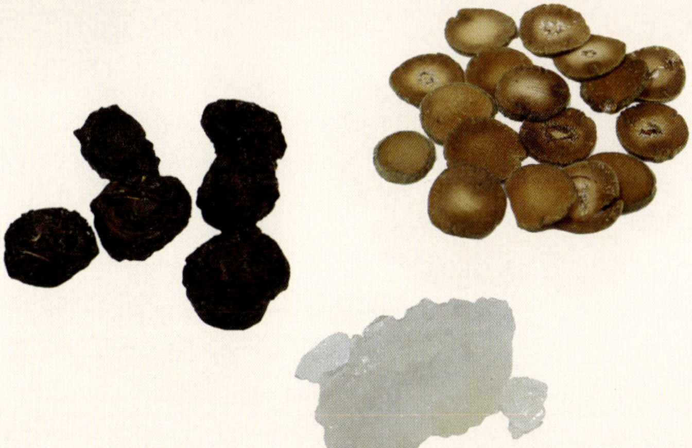

做 法　将化橘红和乌梅混合，加水煮开大约15分钟，加冰糖调味。

化橘红炖雪梨

药膳功效

肺脾同调，止咳祛痰，健脾化痰。

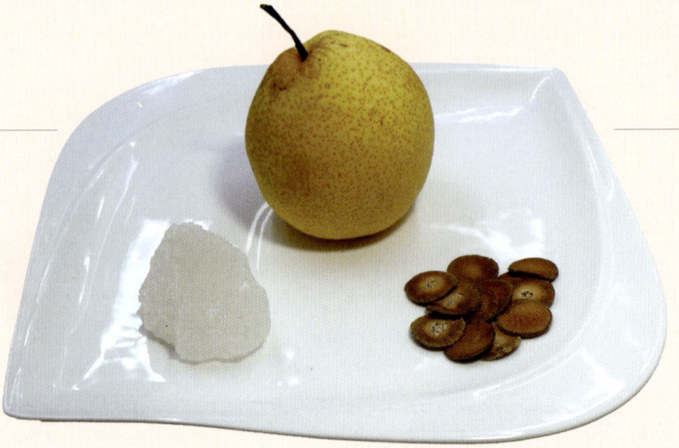

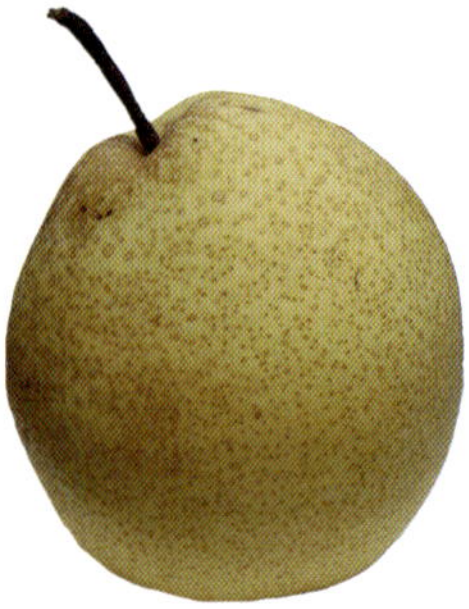

材　料　化橘红3 g，雪梨1只，冰糖适量。

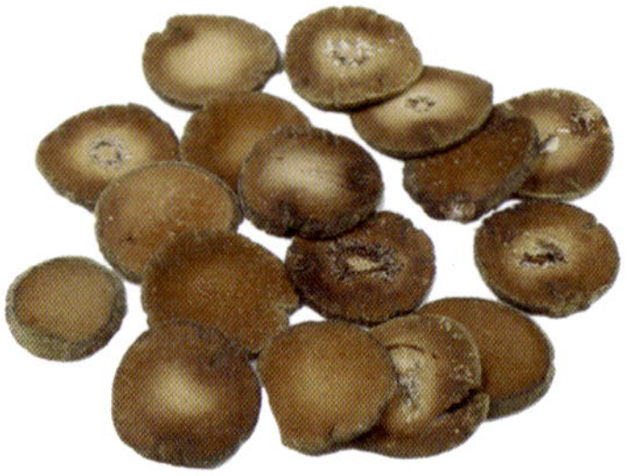

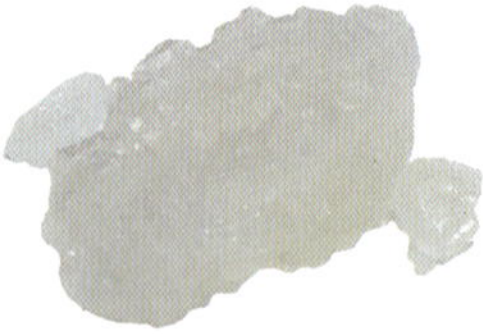

做　法　化橘红洗净；雪梨去核，只留小部分梨肉，放入化橘红和冰糖，合上梨盖，隔水蒸，用高压锅大火加热至上汽3分钟后调小火20分钟（如果是用蒸锅，把梨肉蒸至熟软即可）。

五、其他常见化橘红食品

化橘红糖

药膳功效

止咳化痰，清喉润肺。

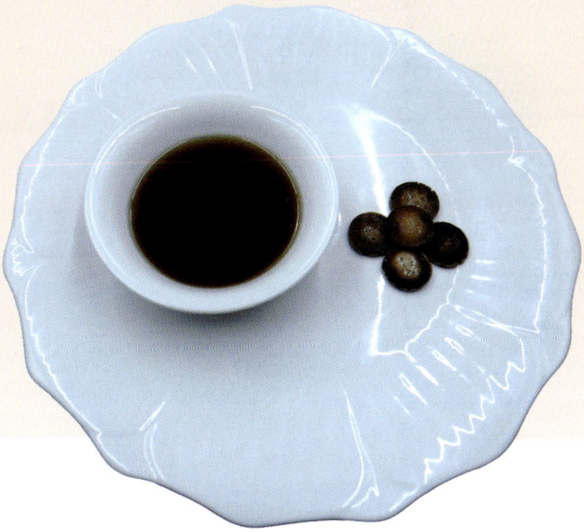

材 料 化橘红50 g，甘蔗汁1 000 g。

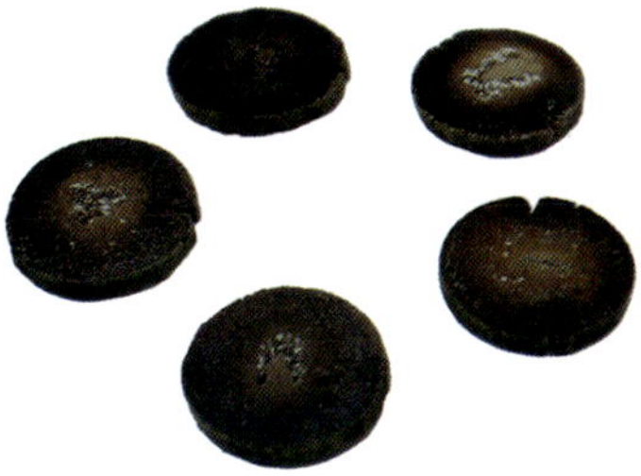

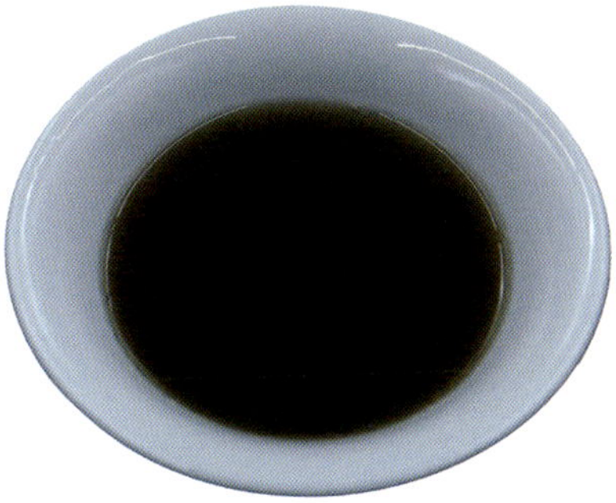

做 法 化橘红蒸10分钟，切碎、磨粉，与甘蔗汁一同入锅，小火熬2小时，其间不停搅拌成黏稠状，倒入模具，冷却成型。

化橘红膏

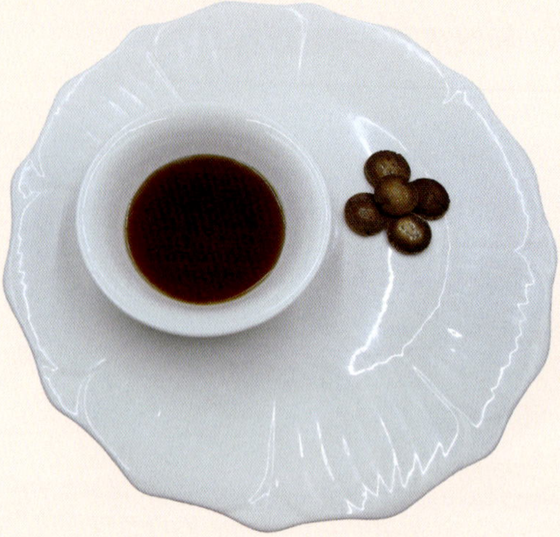

药膳功效 化痰止咳，清咽润喉。

材料 化橘红片25 g，蜂蜜150 g。

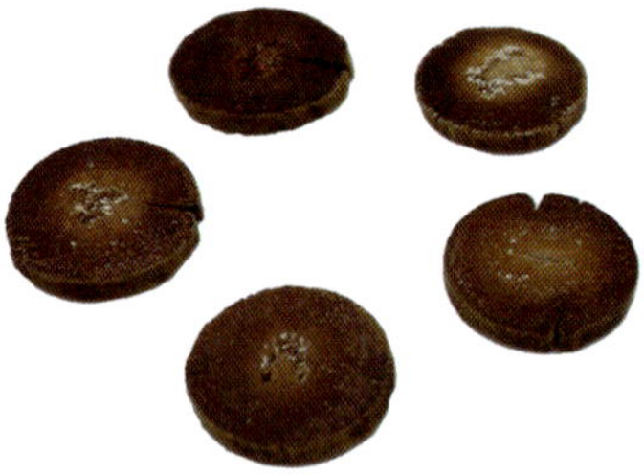

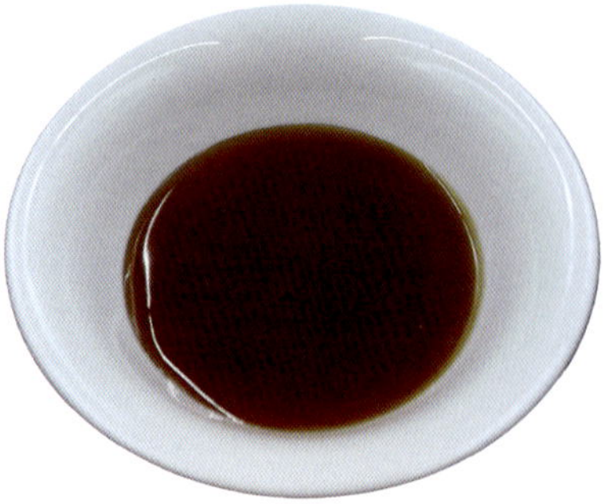

做法 锅里放纯净水500 mL，加入切碎的化橘红片。慢火熬制成1碗水的量（约150 mL）。静置冷却，待温度降至50 ℃左右，加入150 g蜂蜜，搅拌均匀。待温度降至室温，即可将其密封于玻璃瓶中，存放于冰箱。

第九章

CHAPTER 9

品牌建设

健全机制凝合力

立法监管保权益

制定标准促提升

文旅融合添活力

科研创新鼓后劲

第一、第二、第三产业齐开花

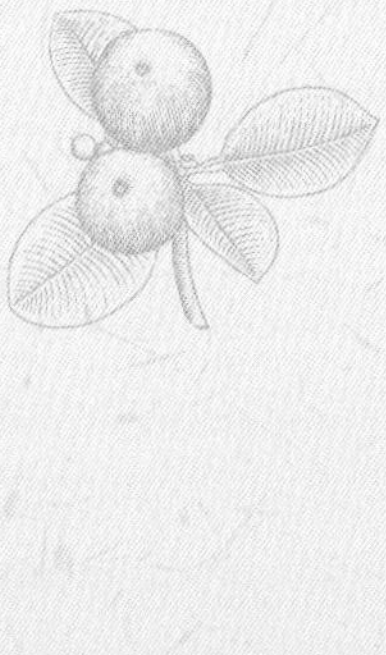

化橘红为广东省化州市地方特有产品，距今已有约1 500年的栽培历史。化橘红在明清时期被指定为宫廷贡品，称为“南方人参”，素有“一片值千金”之说。

2022年，化橘红年产值超70亿元，种植面积11.6万亩（1亩≈666.67 m^2），千亩以上高标准化橘红种植示范基地10个，年产鲜果5万多吨、干果1万多吨。种植化橘红的新型农业经营主体1 000多家，加工企业384家，药字号4家，食字号10家，年加工能力达10万吨。以化橘红为原料研发的产品上百种，取得国家专利技术30多项，产品系列60多种。化橘红为国家地理标志保护产品，注册“化橘红”“化州橘红”地理标志证明商标2个，产品获得国家有机认证3家。

2023年化州市化橘红种植面积已超过13万亩，年产鲜果6万余吨，干果1.2万余吨，全产业链年产值突破百亿元大关，辐射带动从业人员超过30万人，初步形成了集种植、加工、销售于一体的完整产业链条。

近年来，茂名市和化州市委、市政府高度重视化橘红品牌建设，制定出台了一系列有助于化橘红产业发展的政策文件，全力擦亮化橘红金字招牌，化橘红品牌建设为助力乡村振兴发挥了积极作用。

第一节
健全机制凝合力

茂名市成立了以副市长为组长，市委常委、化州市委书记等为副组长的茂名市化橘红产业提升领导小组，下设领导小组办公室，合署办公，定期召开工作调度会议、联席会议，组织专家学者、民间组织进行研讨，实时共享信息资源、研究方向和成果，研究推进化橘红产业提升工作。

完善农业产业化金融支撑体系，制定了《化州市“政银保”合作信用贷款实施方案》，设立“政银保”项目风险资金1 000万元，可放大发放贷款额度1亿元；制定了《化州市金融支持乡村振兴专项资金方案》，筹集

“化州市乡村振兴专项资金”1.02亿元，搭建了“化州市乡村振兴贷”平台。2022年8月24日，全国首家“化橘红”特色支行——中国邮政储蓄银行化州市平定化橘红支行正式揭牌成立，开创了“金融+化橘红”产融结合新模式。目前积极探索通过化橘红初加工和仓储服务平台推进化橘红金融银行建设，为化橘红产业提供具有产业特色、群体特色的专业化、专营化、专属化一站式综合金融服务。

2022年6月，茂名市委、市政府高度重视化橘红产业提升，专门出台了《茂名市化橘红产业提升行动方案（2022—2025）》，明确了全力推动化橘红产业高质量发展的21条措施，包括加强标准化体系建设、培育精深加工龙头企业、建设化橘红初加工和仓储服务平台、建立化橘红产业数字资源服务体系、建设化橘红产业博览中心等措施。

2023年6月，茂名市金融工作局、中国人民银行茂名市中心支行、中国银行保险监督管理委员会茂名监管分局联合出台《关于金融支持化橘红产业高质量发展的指导意见》，提出探索建立化橘红产业白名单和授信机制、开展“农村金融（普惠）户户通”行动、加大信用贷款投放力度、支持仓储藏品抵押贷款创新、支持知识产权质押贷款创新等17条金融措施，支持化橘红产业高质量发展。

第二节 立法监管保权益

化橘红早于2006年就被列入国家地理标志产品保护名录，明确了产品保护范围、术语和分类、技术要求、试验方法和标志。2017年，化橘红成为广东岭南中药材第一批立法保护品种。近年来，茂名对道地药材相关质量与外观标准的信息公开不断得到完善。《茂名市化橘红保护发展条例》已被列入《茂名市第十三届人大常委会立法规划（2022—2026年）》，相关的法律如《中华人民共和国消费者权益保护法》《中华人民共和国产品质量法》《中华人民共和国广告法》《中华人民共和国反不正当竞争法》等也保障了消费者的权益和化橘红的品质。

第三节

制定标准促提升

2020年，化橘红被列入《美国药典》。2021年，化橘红胎（化橘红珠）被收载为广东省中药材标准品种。茂名市已发布《化橘红种植技术规程》（DB4409/T 14—2020）、《地理标志产品　化橘红》（DB4409/T 06—2019）等地方标准，其他关于化橘红的地方标准正在加快制定，为化橘红的产业升级、质量提升和良好发展环境的营造创造了有利的条件，促进了化橘红产业的健康发展。

第四节

文旅融合添活力

化州市风景名胜众多，以粤西风土人情、历史文化为亮点，2009年，化州获授“中国化橘红之乡”称号，融合化橘红元素的旅游模式逐渐成为化州市新兴的旅游热点。2012年，化橘红（中药文化）入选广东省非物质文化遗产项目。2019年，化橘红（中药文化）入围国家非物质文化遗产项目评选项目。

为了突显化橘红产业文化，做好化橘红产业宣传，化州市相继开展了中国（化州）化橘红文化节暨全域旅游国际峰会、化橘红赏花活动、化橘红封坛活动、化橘红陈年果慈善拍卖会、化州民俗文化展示及土特产展销会、化橘红之歌创作、化橘红品牌（北京）MR发布会、“化橘红”高铁专列宣传等一系列活动推介化橘红产品，提升社会各界对化橘红的认知度和关注度。化橘红生产企业积极参加中国国际服务贸易交易会、中国杨凌农业高新科技成果博览会、中国知识产权年会及粤港澳大湾区知识产权交易博览会暨国际地理标志产品交易博览会等国家级重点展会，通过产品参展、专场推介、产销对接等方式，打造特色包装，塑造品牌形象，提升农产品的档次，有效提高化橘红品牌的知名度和影响力。

第五节 科研创新鼓后劲

通过与岭南现代农业科学与技术广东省实验室（岭南实验室）、华南农业大学、暨南大学、广州中医药大学等高等院校的合作，不断积极引进和培养中医药人才，建立化橘红专家库；引导和推动中国医学科学院植物研究所、北京中医药大学、广东省中药研究所、中山大学、浙江大学、华南农业大学、华南理工大学、华南师范大学、仲恺农业工程学院等高等院校和相关的制药厂、科技研发单位与化州化橘红基地企业建立良好的合作关系，建设化橘红产业科技协同创新平台，开展化橘红加工工艺与技术的研究与应用；构建“政府+科研院所+企业研发平台”模式，充分利用岭南现代农业科学与技术广东省实验室茂名分中心、国家化州橘红加工技术研发专业中心、博士工作站等平台，在化橘红精深加工和产品研发上不断拓展。

第六节 第一、第二、第三产业齐开花

在育苗种植方面，化橘红是化州特有中药材，茂名市不断加强对化橘红种质资源的保护和化橘红优良品种的选育工作，通过优良单株筛选，

选育优质种苗，并进行提纯复壮。加强与广东省农业科学院、茂名市农作物技术推广站和广东农垦热带作物科学研究所合作，开展对化橘红组织培养、脱毒种苗的研究，以保证无毒纯正种苗供应。同时加强对化橘红种苗场的管理，制定育苗技术规程及苗木标准，持续提升化橘红良种覆盖率。

为保障化橘红的产品质量，化州市近年来一直大力推广《化橘红种植技术规程》（DB4409/T 14—2020）种植标准，标准化生产水平达到95%，已建成种源复壮育苗基地25个。全市按GAP标准建成化橘红种植基地面积1万多亩，已发展千亩以上高标准种植示范基地12个。在科学规划、合理布局的基础上，采用“公司+基地+农户”“公司+基地+协会+农户”等形式，积极引导骨干制药企业到农村建立试验示范种植基地，促进化橘红种植基地的规模化、规范化和集约化发展。2022年，茂名市化州市化橘红产业发展基地被认定为广东省林业特色产业发展基地。

在生产销售方面，2017年，化橘红产品获准在加拿大生产经销。2019年，化橘红入选全国农业品牌“百强榜”。2020年，化橘红产品顺利出口新加坡，实现出口“零的突破”。同年，化州市成功入选“国家级电子商务进农村综合示范县”，搭建了茂名市和化州市两级化橘红自主销售平台，化橘红销售体系已基本建成。2021年，化橘红冲上中国区域农产品影响力指数中药材产业榜前十之列。全国形成化橘红销售网点超1万个、专卖店1 000多家，2021年仅化橘红产品一项电子商务交易额就超3亿元。

随着化橘红系列产品的多元化开发及其独特功效，化橘红在医药、美容、保健等方面的价值逐渐被国际社会所认同，化橘红成药、化橘红制剂及化橘红工艺品在国外十分畅销，销售量逐年攀升，国际市场前景非常看好。橘红痰咳煎膏、橘红痰咳液、橘红露等化橘红制剂及化橘红工艺品畅销全国各地，并成功进入欧美等国家，助力“一带一路”的建设与发展。

化州市于2021年成功申报创建化橘红国家现代农业产业园，坚持以“一核驱动、一带引领、两区支撑、多基地拓展”的空间布局规划建设化橘红国家现代农业产业园，产业园范围涵盖15个镇（街道），是化州市化橘红产业核心区，园内化橘红种植面积为10.47万亩，占全市化橘红种植面积90.26%。同时立足市场实际，紧紧围绕“主导产业突出、现代要素集聚、设施装备先进、生产方式绿色、辐射带动有力”的要求，依托土地资源、自然资源、人文资源优势和地理、交通、市场等区位优势及传统种植优势，持续推动化橘红全产业链拓展延伸，通过聚集产业要素，改善产业生产技术和生产条件，使化橘红产品及其加工业实现规模化、产业化、品牌化，第一、第二、第三产业之间相互融合，产业附加值不断增加，综合生产能力显著提高，从而基本实现“开发一个品种，深化一门科学，形成一个产业，造福一方群众”的道地性南药发展目标。

参考文献

[1] 曹炳章. 增订伪药条辨 [M]. 刘德荣, 点校. 福州: 福建科学技术出版社, 2004.

[2] 曹征, 陈国军, 何春玲, 等. 化州市化橘红种质资源主成分分析和聚类分析 [J]. 中国农学通报, 2021, 37 (10): 77-83.

[3] 曹征, 赵宇, 罗剑斌, 等. 几种化橘红保果技术比较[J]. 南方农业, 2018, 12 (8): 1-2.

[4] 陈海芳, 张武岗, 杨武亮, 等. 柑橘属常用中药黄酮类成分的研究进展 [J]. 时珍国医国药, 2008, 19 (12): 2863-2865.

[5] 陈嘉谟. 本草蒙筌 [M]. 张印生, 韩学杰, 赵慧玲, 校注. 北京: 中医古籍出版社, 2009.

[6] 陈建华, 廖景辉, 林焕泽, 等. 同产地条件两种化橘红柚皮苷含量分析 [J]. 国际医药卫生导报, 2010, 16 (11): 1297-1299.

[7] 陈建华, 林焕泽, 廖景辉. 化橘红生源化州柚与柚的生药学研究 [J]. 中国当代医药, 2011, 18 (35): 56-57.

[8] 陈静仪. 南药化橘红和广陈皮的分子鉴定及遗传多样性分析 [D]. 广州: 广州中医药大学, 2019.

[9] 陈可冀. 清宫医案集成 [M]. 北京: 科学出版社, 2009.

[10] 陈连剑, 李婷, 李成. 化橘红超临界CO_2萃取物的GC-MS分析 [J]. 中药材, 2003, 26 (8): 559-560.

[11] 陈南迪, 方妙玉, 于超凡, 等. 毛橘红总黄酮指纹图谱与其抗氧化活性的谱效关系研究 [J]. 广州中医药大学学报, 2012, 29 (6): 702-706.

[12] 陈南迪, 卢丽萍, 汪金玉, 等. 基于自组织竞争型神经网络的化橘红指纹图谱研究 [J]. 中药新药与临床药理, 2012, 23 (5): 562-566.

[13] 陈朋, 涂瑶生, 孙冬梅, 等. 化橘红中柚皮苷含量近红外定量模型的建立 [J]. 中药材, 2014, 37 (9): 1573-1576.

[14] 陈仁山. 药物出产辨 [M]. 广州: 朗明印刷社, 1932.

[15] 陈蔚文. 岭南本草 [M]. 广州: 广东科技出版社, 2010.

[16] 陈蔚文. 中药学 [M]. 北京: 人民卫生出版社, 2012.

[17] 陈小红, 陈康, 潘超美, 等. 化橘红药材商品规格等级标准分析 [J]. 中国实验方剂学杂志, 2017, 23 (11): 23-28.

[18] 陈晓颖，高晓霞，罗源生，等. 化橘红rDNA ITS序列特征的初步分析［J］. 中药材，2007，30（3）：268–270.

[19] 陈晓颖，郭晓玲，梁从庆. 气相色谱–质谱联用法比较化橘红胎与化橘红皮的脂溶性成分［J］. 时珍国医国药，2007，18（2）：371–372.

[20] 陈衍. 宝庆本草折衷［M］//郑金生. 南宋珍稀本草三种. 北京：人民卫生出版社，2007.

[21] 陈昭，胥爱丽，黄丹娥，等. 化橘红PPARα靶标激动成分的测定和有效部位筛选［J］. 中药材，2017，40（8）：1884–1887.

[22] 陈昭，张靖年，陈伟韬，等. UHPLC–MS–MS同时测定化橘红中3个影响PXR–CYP3A4调控血脂成分［J］. 辽宁中医药大学学报，2020，22（1）：54–58.

[23] 陈志霞，林励，孙冬梅. 薄层扫描法测定不同品种和产地化橘红中异欧前胡素的含量［J］. 中成药，2003，25（2）：124–126.

[24] 陈志霞，林励，孙冬梅. 薄层扫描法测定化橘红中佛手柑内酯含量［J］. 中成药，2005，27（12）：1468–1469.

[25] 陈志霞，林励，孙冬梅. 化橘红黄酮类成分的HPLC指纹图谱研究［J］. 中草药，2003，34（7）：657–661.

[26] 陈志霞，林励，孙冬梅. 化橘红中香豆素类成分薄层色谱指纹图谱研究［J］. 中南药学，2005，3（1）：9–11.

[27] 陈自明. 外科精要［M］. 北京：中国中医药出版社，2007.

[28] 程荷凤，李小凤，东野广智. 化橘红水溶性多糖的化学及体外抗氧化活性的研究［J］. 化学世界，2002，43（2）：91–93，84.

[29] 程荷凤，蔡春. 化橘红乙醇提取物中低极性成分的气–质联用分析[J]. 广东医学院学报，1996，14（3）：261–262.

[30] 邓锋，莫结丽，陈浩桉. 采用ISSR分子标记法鉴别道地药材化橘红［J］. 广东药学院学报，2009，25（5）：455–458.

[31] 邓玲玲，宓静英. 化橘红类药材中多糖的含量测定研究［J］. 江西中医学院学报，2003，15（3）：46–48.

[32] 邓少东，王莲婧，林励，等. UPLC法测定酸水解前后化橘红中4种黄酮类成分的含量［J］. 中华中医药杂志，2012，27（4）：924–928.

[33] 邓少东，王莲婧，林励，等. 化橘红黄酮类成分UPLC与HPLC指纹图谱的比较研究［J］. 中草药，2013，44（9）：1195–1198.

[34] 董宏坡，江明树，朱伟杰. 化橘红多糖对小鼠的免疫调节作用［J］. 中成药，2010，32（3）：491–493.

[35] 董晶，肖移生，陈海芳. 化橘红中主要活性成分对豚鼠气管平滑肌细胞增殖的影响[J]. 井冈山大学学报(自然科学版)，2015，36(1)：88-90，106.

[36] 董莲池. 说文解字考正[M]. 北京：作家出版社，2005.

[37] 段志芳，付莉，赵则海. 化橘红黄酮类化合物抑制亚硝化反应活性研究[J]. 植物研究，2012，32(2)：253-256.

[38] 方广. 丹溪心法附余[M]. 王英，曹钒，林红，校注. 北京：中国中医药出版社，2015.

[39] 方勺. 泊宅编[M]. 许沛藻，杨立扬，点校. 北京：中华书局，1983.

[40] 冯兆张. 冯氏锦囊秘录[M]. 田思胜，高萍，戴敬敏，等校注. 北京：中国中医药出版社，1996.

[41] 冯宝民，裴月湖. 柚皮中的香豆素类化学成分的研究[J]. 沈阳药科大学学报，2000，17(4)：253-255.

[42] 冯宝民，裴月湖. 柚皮中的化学成分[J]. 沈阳药科大学学报，2000，17(5)：332-333.

[43] 傅山. 傅青主女科[M]. 鲁兆麟等点校. 沈阳：辽宁科学技术出版社，1997.

[44] 高宾，郭淑珍. 化橘红的商品规格与加工规格[J]. 首都医药，2010，17(13)：35.

[45] 高泽林，张晓营，麦宝愉，等. 不同基原和规格化橘红的质量差异分析[J]. 中国药房，2022，33(7)：825-829.

[46] 龚廷贤. 万病回春[M]. 朱广仁，点校. 天津：天津科学技术出版社，1993.

[47] 顾逢伯. 分部本草妙用[M]. 北京：中医古籍出版社，1997.

[48] 顾建平. 汉字图解字典[M]. 上海：东方出版中心，2008.

[49] 古淑仪，宋晓虹，苏薇薇. 化州柚中香豆素成分的研究[J]. 中草药，2005，36(3)：341-343.

[50] 关天旺，刘嘉煜. 柠檬烯的防腐作用及抑菌机理研究进展[J]. 保鲜与加工，2015，15(6)：83-87.

[51] 关雪玲. 清代宫廷医学与医学文物[M]. 北京：紫禁城出版社，2008.

[52] 广东省地方史志办公室. 广东历代方志集成·高州府部(一)[M]. 广州：岭南美术出版社，2009.

[53] 广东省卫生厅. 广东省中药炮制规范[M]. 广州：广东省卫生厅，1984.

[54] 广东省药品检验所. 广东省中药材标准　化橘红胎(化橘红珠)[S]. 广州：广东省药品检验所，2021.

[55] 广东省中药协会. 毛橘红(胎)药材商品规格等级标准：T/GDATCM 0004—

2023［S］. 广州：广东省中药协会，2023.

［56］郭润民，吴子君，黄瑞娜，等. 化橘红对大鼠糖尿病心肌病的防治作用及其机制研究［J］. 中国医药科学，2016，6（19）：40–43.

［57］郭兆娟，孔李婷，袁一平，等. 化橘红对特发性肺纤维化大鼠血管新生的影响［J］. 中华中医药杂志，2018，33（10）：4743–4746.

［58］国家药典委员会. 中华人民共和国药典：2020年版 一部［S］. 北京：中国医药科技出版社，2020.

［59］国家中医药管理局《中华本草》编委会. 中华本草［M］. 上海：上海科学技术出版社，1999.

［60］韩寒冰，张敞，魏国程，等. 南药化橘红花果叶中挥发油成分比较分析［J］. 中医药导报，2018，24（7）：33–36.

［61］韩寒冰，王明阳，刘杰凤，等. 水蒸气蒸馏与乙醇提取化橘红叶成分的GC–MS分析［J］. 食品研究与开发，2015，36（11）：117–119，136.

［62］韩维恒. 中药正别名集［M］. 长沙：湖南科学技术出版社，2005.

［63］韩小芬. 柚皮素抗纤维化、抗肿瘤作用的研究［D］. 开封：河南大学，2008.

［64］韩彦直. 橘录校注［M］. 彭世奖，校注. 北京：中国农业出版社，2010.

［65］何廉臣. 实验药物学［M］. 黄燕，点校. 福州：福建科学技术出版社，2008.

［66］侯秀娟，沈勇根，徐明生，等. 化橘红多糖的提取纯化及抗氧化活性研究［J］. 中国酿造，2012，31（9）：135–138.

［67］侯秀娟，沈勇根，徐明生，等. 化州橘红多糖对小鼠消炎、止咳及化痰功效的影响研究［J］. 现代食品科技，2013，29（6）：1227–1229，1206.

［68］胡甜恬，张晓琦，赵慧男，等. 沙田柚皮中的香豆素类成分［J］. 药学与临床研究，2007，15（2）：121–123.

［69］胡梦君. 化橘红黄酮对LPS诱导的RAW264.7细胞的抗炎作用及其机制探究［D］. 武汉：华中农业大学，2017.

［70］胡朴安. 中华全国风俗志［M］. 上海：上海书店，1986.

［71］胡珊，杨志业，邬龙怡，等. 利用ISSR分子标记的特征条带鉴别正毛化橘红［J］. 中国现代中药，2018，20（6）：663–668.

［72］《化州橘红志》编写组. 化州橘红志［M］. 广州：广东科技出版社，1993.

［73］化州市技术监督协会. 地理标志产品 化橘红：DB 4409/T 06—2019［S］. 茂名：茂名市市场监督管理局，2019.

［74］黄成就. 中国芸香科植物资料（Ⅴ）柑桔属植物种的问题［J］. 广西植物，1990，10（4）：273–282.

[75] 黄洁文，王艳慧，杨丽莹，等. 基于HS-GC/MS的化橘红挥发性成分特征研究［J］. 广东药科大学学报，2023，39（3）：110−118.

[76] 黄兰珍，梁照恒，林励，等. 不同炮制方法对化橘红中柚皮苷含量的影响［J］. 中药新药与临床药理，2005，16（1）：59−61.

[77] 黄兰珍. 道地化橘红有效成分动态变化的研究［D］. 广州：广州中医药大学，2005.

[78] 黄璐琦. 道地药材“黄金”图谱精粹［M］. 上海：上海科学技术出版社，2017.

[79] 黄巧娟，孙志高，龙勇，等. D−柠檬烯抗癌机制的研究进展［J］. 食品科学，2015，36（7）：240−244.

[80] 黄润平，林彤，刘主洁，等. 气相指纹图谱结合化学计量学在化橘红分类中的应用［J］. 中药材，2021，44（8）：1895−1900.

[81] 黄绍华. 橘红之培植与收取［J］. 农业生产，1948，3（8）：5.

[82] 黄新敏，何勤勤，王琦，等. 基于转录组及HPLC的化州柚中黄酮类物质合成调控研究［C］//中国园艺学会. 中国园艺学会2019年学术年会暨成立90周年纪念大会论文摘要集. 北京：中国园艺学会，2019.

[83] 洪磊，李凯，陈亚鸿，等. 化州橘红成年态茎段再生体系研究初报［J］. 广东农业科学，2009（9）：40−43.

[84] 姜波，钟云，吴波，等. 利用SNP分子标记分析鉴定不同形态的化橘红（*Citrus grandis* var. tomentosa）单株［J］. 果树学报，2015，32（6）：1007−1011，1313.

[85] 金世元. 金世元中药材传统鉴别经验［M］. 北京：中国中医药出版社，2010.

[86] 金武祥. 粟香随笔：下册［M］. 谢永芳，校点. 南京：凤凰出版社，2017.

[87] 柯铭清. 中草药有效成分理化与药理特性［M］. 长沙：湖南科学技术出版社，1982.

[88] 孔安国. 孔子家语通解［M］. 王盛元，通解. 北京：北京联合出版公司，2015.

[89] 孔祥华，蓝晓彤，李安琪，等. 岭南草药橘红药名释义［J］. 广州中医药大学学报，2018，35（5）：947−951.

[90] 寇宗奭. 本草衍义［M］. 颜正华，常章富，黄幼群，点校. 北京：人民卫生出版社，1990.

[91] 雷敩. 雷公炮炙论通解［M］. 顿宝生，王盛民，主编. 西安：三秦出版社，2001.

[92] 黎晓欣，李琼霞，曾远伟. 电感耦合等离子体质谱法（ICP−MS）测定化橘红

中26种无机元素的含量［J］. 今日药学，2020，30（1）：10–14.

［93］李梴. 医学入门［M］. 金嫣莉，何源，乔占兵，校注. 北京：中国中医药出版社，1995.

［94］李纯，熊颖，顾利红，等. 中药化橘红的106种农药残留量测定研究［J］. 中国药学杂志，2019，54（19）：1604–1610.

［95］李泮霖，廖弈秋，刘宏，等. 采用iTRAQ技术研究柚皮苷对烟熏所致小鼠急性肺部炎症相关蛋白表达的影响［J］. 中山大学学报（自然科学版），2017，56（4）：102–110.

［96］李沛波，谌攀，吴灏，等. 基于文献分析和分子对接法探讨化橘红防治新型冠状病毒肺炎（COVID–19）的前景［J］. 中草药，2020，51（9）：2368–2378.

［97］李沛波，马燕，杨宏亮，等. 化州柚提取物的抗炎作用［J］. 中草药，2006，37（2）：251–253.

［98］李沛波，马燕，王永刚，等. 化州柚提取物止咳化痰平喘作用的实验研究［J］. 中国中药杂志，2006，31（16）：1350–1352.

［99］李沛波，苏畅，毕福钧，等. 化州柚提取物止咳作用及其机制的研究［J］. 中草药，2008，39（2）：247–250.

［100］李沛波，田珩，王永刚，等. 化州柚提取物对Beagle犬心血管系统和呼吸系统的影响［J］. 南方医科大学学报，2006，26（12）：1767–1768.

［101］李沛波，王永刚，彭维，等. 化州柚提取物对小鼠中枢神经系统影响的安全性药理学研究［J］. 中药材，2007，30（11）：1434–1436.

［102］李沛波，王永刚，吴忠，等. 以化橘红为基源的一类新药柚皮苷的临床前研究［J］. 中山大学学报（自然科学版），2015，54（6）：1–5.

［103］李琼霞，黎晓欣，廖辉. 双波长分光光度法测定化橘红中总黄酮的含量［J］. 中国民族民间医药，2017，26（9）：11–13.

［104］李琼霞，黎晓欣，谢承恩，等. 不同直径化橘红果实中柚皮苷含量的比较［J］. 中国当代医药，2018，25（27）：38–41.

［105］李润唐，李映志，汪永保，等. 中药“化橘红”原料植物化州柚种质资源初步研究［J］. 中国南方果树，2012，41（4）：53–55.

［106］李润唐，李映志，张映南，等. 化橘红种质资源的植物学性状观察［J］. 广东农业科学，2010，37（8）：43–44.

［107］李时珍. 本草纲目（校点本）第二册［M］. 北京：人民卫生出版社，1979.

［108］李氏. 宝山橘话［M］. 化州：［出版者不详］，1899（清光绪二十五年）.

［109］李晓光，林励，陈志霞. 薄层扫描法测定化橘红中柚皮苷含量［J］. 浙江中医

学院学报, 2003, 27(1): 82.

[110] 李学柱. 柑桔品种名称趣谈: 纪念柑桔专家曾勉、林越[J]. 中国柑桔, 1988, 17(3): 42.

[111] 李岩岩. 毛橘红新栽培品种密叶品质与产量初步研究[D]. 广州: 广州中医药大学, 2019.

[112] 李宇邦, 肖凤霞, 宋小欣, 等. 一测多评法比较毛橘红与光橘红5种黄酮类成分含量[J]. 中草药, 2018, 49(2): 444-449.

[113] 李中梓. 医宗必读[M]. 王卫, 张艳军, 徐立, 等点校. 天津: 天津科学技术出版社, 1999.

[114] 梁凯桐, 刘子志. 化橘红中药专利技术主题及治疗适应证现状[J]. 中药材, 2017, 40(8): 1821-1825.

[115] 梁一柱, 陈梅萍, 胡珍才, 等. 化橘红在药品和食品领域应用研究进展[J]. 亚太传统医药, 2023, 19(8): 234-239.

[116] 廖弈秋, 李泮霖, 廖文波, 等. 南药化橘红基原考证[J]. 中药材, 2015, 38(2): 401-404.

[117] 林励, 陈志霞, 涂瑶生, 等. 不同品种化橘红挥发油化学成分分析[J]. 中药材, 2001, 24(5): 345-346.

[118] 林励, 陈志霞, 袁旭江, 等. 两种化橘红的质量鉴别[J]. 广州中医药大学学报, 2004, 21(4): 308-312.

[119] 林励, 黄兰珍, 欧剑锋, 等. 化橘红原植物化州柚生长过程中黄酮类成分的变化规律研究[J]. 广州中医药大学学报, 2006, 23(3): 256-261.

[120] 林励, 李向明, 万建义, 等. 化橘红药材质量评价、监测与应用研究[J]. 中国现代中药, 2010, 12(8): 21-26, 36.

[121] 林励, 欧剑锋, 廖观荣, 等. 化橘红道地性的初步研究[J]. 广州中医药大学学报, 2010, 27(2): 163-170.

[122] 林励, 欧剑锋, 肖凤霞, 等. 化橘红种质资源的随机扩增多态性DNA分析[J]. 广州中医药大学学报, 2008, 25(4): 350-354.

[123] 林兰稳, 钟继洪, 骆伯胜, 等. 化橘红产地土壤中量微量元素分布及其与化橘红药用有效成份的相关关系[J]. 生态环境, 2008, 17(3): 1179-1183.

[124] 林青华, 黄永飞, 庞宇舟, 等. 蜜炙化橘红饮片的质量标准研究[J]. 广东化工, 2020, 47(19): 46-48.

[125] 刘慧燕, 刘瑛, 宋丹, 等. 高效液相色谱法和电感耦合等离子体质谱法分析化橘红药材中的黄酮和无机元素含量[J]. 食品安全质量检测学报, 2016, 7(9): 3752-

3755.

[126] 刘慧燕，苏薇薇，彭维. 生态环境对化橘红道地性的影响研究［J］. 中国园艺文摘，2015，31（5）：216-218.

[127] 刘佳，吴道顺，潘云风，等. 化橘红提取物对幼龄大鼠厌食症的改善作用研究［J］. 中国药房，2022，33（23）：2931-2935.

[128] 刘敬，王清，辛贵忠，等. UPLC-Triple TOF-MS方法鉴定野漆树苷在大鼠体内的代谢物［J］. 中国野生植物资源，2015，34（5）：23-27.

[129] 刘昀，熊礼燕，廖观荣，等. 土壤酸度对化橘红柚皮苷含量的影响［J］. 广州中医药大学学报，2012，29（6）：707-709，715.

[130] 刘群娣，谢春燕，闫李丽，等. 化橘红化学成分的HPLC-DAD-MS/MS分析［J］. 世界科学技术（中医药现代化），2011，13（5）：864-867.

[131] 刘如良，段卫兵. 橘红与混淆品化橘红饮片应用商榷［C］//中国药学会. 2006第六届中国药学会学术年会论文集. 北京：中国药学会，2006.

[132] 刘如良，马秀红. 橘红与化橘红的药材应用鉴别［J］. 光明中医，2008，23（8）：1196-1197.

[133] 刘若金. 本草述校注［M］. 郑怀林，焦振廉，任娟莉，等校注. 北京：中医古籍出版社，2005.

[134] 刘文泰. 本草品汇精要［M］. 曹晖，校注. 北京：北京科学技术出版社，2019.

[135] 刘锡诚，王文宝. 中国象征辞典［M］. 天津：天津教育出版社，1991.

[136] 黄彝鬯. 药性粗评全注[M]//刘炳凡，周绍明. 湖湘名医典籍精华·本草卷. 长沙：湖南科学技术出版社，1999.

[137] 卢丽萍，林励，黄爱华，等. 化橘红药材红外指纹图谱的研究［J］. 中药新药与临床药理，2011，22（3）：319-323.

[138] 卢丽萍，汪金玉，林励，等. 化橘红药材红外指纹图谱的聚类分析［J］. 广东药学院学报，2011，27（3）：284-287.

[139] 芦海生，李婷，姜丹，等. 基于DNA条形码、UPLC及色度学方法鉴定与评价化橘红［J］. 中国中药杂志，2019，44（20）：4419-4425.

[140] 陆书伟. “桔/橘”使用变异探析：汉字使用实态个案研究［J］. 语言文字应用，2008，5（2）：41-49.

[141] 陆心源. 记化州橘［M］//潜园总集. 化州：清光绪刻本，1874（清同治十三年）.

[142] 陆心源. 仪顾堂集［M］. 王增清，点校. 杭州：浙江古籍出版社，2015.

[143] 吕不韦. 吕氏春秋［M］. 刘生良，评注. 北京：商务印书馆，2015.

[144] 孟诜. 食疗本草（考异本）·附食医心镜［M］. 尚志钧，辑校. 合肥：安徽科学技术出版社，2003.

[145] 缪希雍. 先醒斋医学广笔记［M］. 张印生等校注. 北京：中医古籍出版社，2000.

[146] 莫穗芬，方媛，杨惠琳，等. 顶空-气质联用法比较不同品种橘红胎挥发性成分差异［J］. 中药新药与临床药理，2023，34（2）：241-248.

[147] 那红宇，鞠成国，宋巧运，等. 宋至清代白矾制半夏、天南星炮制历史沿革研究［J］. 亚太传统医药，2017，13（18）：51-53.

[148] 南京中医药大学. 中药大辞典［M］. 上海：上海科学技术出版社，2006.

[149] 倪朱谟. 本草汇言［M］. 戴慎，陈仁寿，虞舜，点校. 上海：上海科学技术出版社，2005.

[150] 宁源. 食鉴本草［M］. 吴承艳，任威铭，校注. 北京：中国中医药出版社，2016.

[151] 牛艳，王磊，黄晓君，等. 化橘红香豆素类的化学成分［J］. 暨南大学学报（自然科学与医学版），2012，33（5）：501-505，515.

[152] 欧剑锋，林励，黄兰珍，等. 道地化橘红药材水分、灰分、浸出物标准的研究［J］. 广州中医药大学学报，2005，22（6）：468-469.

[153] 柳宝诒. 柳选四家医案评校［M］. 潘华信，评校. 南京：江苏科学技术出版社，2013.

[154] 潘莎莎，黄富荣，肖迟，等. 红外光谱法与荧光光谱成像技术结合神经网络对正毛化橘红的快速鉴别［J］. 光谱学与光谱分析，2015，35（10）：2761-2766.

[155] 潘柱，李英，于文杰，等. 化州种植化橘红的气象条件分析［J］. 广东农业科学，2009（2）：27-28.

[156] 庞瑞，杨中林. 不同产地不同品种柚皮中总黄酮和柚皮苷的含量比较［J］. 药学与临床研究，2007，15（3）：205-207.

[157] 庞一波. 化州橘红种质资源的分子评价及其类黄酮主要成分含量的分析［D］. 武汉：华中农业大学，2013.

[158] 裴昆，夏放高，陈海芳，等. HPLC法测定化橘红中水合橘皮内酯、橘皮内酯、马尔敏和葡萄内酯的含量［J］. 药物分析杂志，2015，35（2）：218-221.

[159] 彭维，田珩，王永刚，等. 橘红珠质量标准的研究［J］. 中南药学，2006，4（4）：257-259.

[160] 彭颖，周如金. 化橘红不同月份和部位氨基酸的测定与分析［J］. 中国食品添加剂，2017（3）：147-151.

[161] 皮达，谭舒舒，罗小泉，等. 陈皮、枳壳和化橘红中黄酮苷类成分的薄层鉴别[J]. 时珍国医国药，2018，29(9)：2184-2187.

[162] 覃挺红. 基于性状和有机成分的化橘红胎基原、产地判别研究[D]. 广州：广州中医药大学，2022.

[163]《全国中草药汇编》编写组. 全国中草药汇编[M]. 北京：人民卫生出版社，1978.

[164] 阙秋燕. 化橘红等5种药食同源食品中有机磷农药残留检测方法研究[D]. 湛江：广东海洋大学，2022.

[165] 任惠元. 橘中人语[M]. 化州：[出版者不详]，1860(清咸丰十年).

[166] 阮元. 十三经注疏[M]. 北京：中华书局，2003.

[167] 商务印书馆四库全书出版工作委员会编委会. 文津阁四库全书　子部·医家类·第二四八册[M]. 北京：商务印书馆，2016.

[168] 上海市药品监督管理局. 上海市中药饮片炮制规范(2018年版)[M]. 上海：上海科学技术出版社，2019.

[169] 尚书[M]. 王世舜，王翠叶，译注. 北京：中华书局. 2012.

[170] 神农本草经[M]. 孙星衍，孙冯翼，辑. 北京：人民卫生出版社，1984.

[171] 沈金鳌. 杂病源流犀烛[M]. 李占永，李晓林，校注. 北京：中国中医药出版社，1994.

[172] 宋丽军，赵文昌. 橘红痰咳煎膏的质量标准研究[J]. 中国药房，2011，22(15)：1404-1407.

[173] 沈穆. 本草洞诠[M]. 张成博，范磊，艾邸，等校注. 北京：中国中医药出版社，2016.

[174] 沈小钟，黄宇，苏薇薇，等. 基于高光谱图像的化橘红快速鉴别研究[J]. 时珍国医国药，2019，30(6)：1391-1396.

[175] 世界中医药学会联合会. 国际化道地药材　化橘红[S]. 北京：世界中医药学会联合会，2023.

[176] 宋茜，江坤，殷果，等. HPLC法同时测定化橘红中5种化学成分[C]//中国化学会. 第十届全国生物医药色谱及相关技术学术交流会论文集. 北京：中国化学会，2014.

[177] 宋小欣，韩凌，李宇邦，等. 野漆树苷对LPS诱导的RAW264.7细胞的抗炎作用及机制探究[J]. 河南师范大学学报(自然科学版)，2018，46(2)：84-88，94.

[178] 苏培成. 现代汉语辨析词典[M]. 上海：上海辞书出版社，2005.

[179] 苏颂. 本草图经[M]. 尚志钧，辑校. 合肥：安徽科学技术出版社，1994.

[180] 苏薇薇，王永刚，方铁铮，等. 柚皮苷用于制备治疗急、慢性支气管炎的药物：03113605.2［P］. 2005-09-07.

[181] 苏薇薇，王永刚，方铁铮，等. 柚皮素及其盐用于制备止咳化痰药物：200410015024.0［P］. 2006-03-22.

[182] 苏志鹏. 化橘红活性成分的综合利用及对降血糖血脂活性的研究［D］. 广州：广东药科大学，2019.

[183] 孙国玲，钱大玮，段金廒，等. 毛橘红醇提物中柚皮苷、柚皮素在大鼠尿液和粪便中的代谢与排泄［J］. 药学学报，2010，45（6）：761-766.

[184] 孙文胤. 丹台玉案（上册）［M］. 上海：上海科学技术出版社，1984.

[185] 孙一奎. 赤水玄珠全集［M］. 凌天翼，点校. 北京：人民卫生出版社，1986.

[186] 孙义新，张一，李永，等. 化橘红不同产区土壤矿质元素的差异分析［J］. 江苏农业科学，2019，47（8）：301-305.

[187] 太平惠民和剂局. 太平惠民和剂局方［M］. 陈庆平，陈冰鸥，校注. 北京：中国中医药出版社，1996.

[188] 谭婉菁，郑锦铃，简嘉棋，等. 化州橘红种质资源的SSR标记分析［J］. 福建果树，2011，（1）：7-10.

[189] 谭斌，周双德，张友胜. 江永香柚柚皮中挥发性化学成分的GC-MS联用分析研究［J］. 现代食品科技，2008，24（5）：490-492，482.

[190] 陶弘景. 本草经集注［M］. 尚志钧，辑校. 芜湖：芜湖医学专科学校，1961.

[191] 田芳，何小芳，谭梓君，等. 枳壳HPLC特征图谱及6个黄酮苷类成分含量测定［J］. 药物分析杂志，2020，40（6）：1090-1096.

[192] 田静，庞一波，陈嘉景，等. 化州柚种质资源的SSR分析及其果实不同发育期柚皮苷含量变化［J］. 华中农业大学学报，2019，38（5）：64-70.

[193] 王好古. 汤液本草［M］. 崔扫尘，尤荣辑，点校. 北京：人民卫生出版社，1987.

[194] 王浩涵，杨洁清，欧阳小健，等. 化州柚SCoT-PCR反应体系的优化及分类鉴别研究［J］. 江苏农业科学，2018，46（11）：34-39.

[195] 王浩涵. 基于分子标记对化州柚及其近缘品系的分类鉴别研究［D］. 广州：广州中医药大学，2018.

[196] 王继先. 绍兴本草［M］. 尚志钧，校注. 北京：中医古籍出版社，2007.

[197] 王晋. 芹菜素对人胃癌细胞多药耐药性的影响及其机制［D］. 上海：中国人民解放军海军军医大学，2007.

[198] 王莲婧，林励，魏航，等. 不同栽培品种毛橘红药材HPLC指纹图谱［J］. 中

国中药杂志, 2012, 37(20): 3092-3096.

[199] 王孟英. 王孟英医书全集　归砚录[M]. 方春阳, 楼羽刚, 点校. 北京: 中医古籍出版社, 1987.

[200] 王闽予, 邓淙友, 陈康梅, 等. 6种芸香科药材的特征图谱及含量对比研究[J]. 广东药科大学学报, 2021, 37(5): 61-71.

[201] 王铁杰, 宋茜, 江坤, 等. 毛橘红与光橘红的HPLC药效指纹图谱比较研究[J]. 药物分析杂志, 2014, 34(5): 896-902.

[202] 王文渊, 韩立路, 张芸兰, 等. 橘皮柠檬烯的研究与应用进展[J]. 精细与专用化学品, 2012, 20(5): 46-50.

[203] 王文平, 尹兴斌, 董晓旭, 等. 化橘红药材挥发油提取及用饱和水溶液法包合工艺研究[J]. 中国中医药信息杂志, 2017, 24(11): 67-70.

[204] 王雯. 化橘红总黄酮提取纯化工艺及其功效研究[D]. 南昌: 江西农业大学, 2013.

[205] 王艺涵, 翁倩倩, 赵佳琛, 等. 经典名方中桂类药材的本草考证[J]. 中国中药杂志, 2020, 45(7): 1707-1716.

[206] 王永刚, 吴灏, 李沛波, 等. 化橘红药食同源考证[J]. 药学研究, 2022, 41(11): 747-750.

[207] 王瑜真, 陈立文, 张丽娟. 橘皮、橘红及化橘红演变的古籍考证[J]. 实用医药杂志, 2014, 31(9): 823-824.

[208] 王巍. 历代咏物赋选[M]. 沈阳: 辽宁大学出版社, 1987.

[209] 魏航, 林励, 陈沁群, 等. 信息熵在指纹图谱相似度算法识别化橘红中的应用[J]. 中药新药与临床药理, 2011, 22(2): 190-193.

[210] 魏航, 林励, 黄志煜, 等. 神经网络技术在化橘红两品种识别中的应用[J]. 广州中医药大学学报, 2011, 28(3): 272-276.

[211] 魏航, 林励, 张元, 等. 灰色系统理论在中药色谱指纹图谱模式识别中的应用研究[J]. 色谱, 2013, 31(2): 127-132.

[212] 魏燕华, 成差群, 黄健虹, 等. 树龄对毛橘红药材中黄酮类物质含量的影响[J]. 广东药学院学报, 2011, 27(3): 280-283.

[213] 温勇, 刘春源, 邢青青. 柚皮苷对人卵巢癌细胞SKOV3增殖、凋亡及迁移的影响[J]. 临床肿瘤学杂志, 2017, 22(12): 1085-1090.

[214] 文海涛, 赵红英, 林励, 等. 化橘红黄酮类生物合成中功能基因的克隆与序列分析[J]. 中药材, 2010, 33(11): 1686-1689.

[215] 文海涛, 赵红英, 肖凤霞, 等. 化州柚查尔酮合成酶基因克隆与序列分析[J].

生物学杂志, 2011, 28(1): 39-41.

[216] 文小燕, 谭梅英, 张诚光. 不同产地化橘红中柚皮苷的含量分析[J]. 湖南中医杂志, 2013, 29(6): 125-126.

[217] 邬龙怡, 胡珊, 杨志业, 等. SCoT分子标记对不同品种化橘红的亲缘关系分析[J]. 现代中药研究与实践, 2018, 32(6): 12-16.

[218] 吴道顺, 王梦晨, 张雪涟, 等. 化橘红水提物对酒精诱导的急性肝损伤保护作用[J]. 中国实验方剂学杂志, 2022, 28(19): 42-48.

[219] 吴洪, 高平章. 18种中药材对亚硝酸盐清除活性与黄酮含量相关性研究[J]. 安徽农业科学, 2011, 39(24): 14636-14638.

[220] 吴焕, 姜宝文, 顾冠彬, 等. 化州橘红的本草学研究[J]. 中药通报, 1985, 10(9): 10-13.

[221] 吴孟华, 黄勇, 徐浩坤, 等. 鹿胶的本草考证[J]. 中国中药杂志, 2020, 45(5): 1188-1193.

[222] 吴孟华, 石上梅, 曹晖. 青翘与老翘优劣的本草探析[J]. 中国中药杂志, 2019, 44(24): 5508-5512.

[223] 吴孟华, 钟楚楚, 余品皓, 等. 橘红与化橘红的古今演变探析[J]. 中国中药杂志, 2021, 46(3): 736-744.

[224] 吴其濬. 植物名实图考[M]. 北京: 中华书局, 1963.

[225] 吴潇, 谌攀, 吴灏, 等. 基于网络药理学和分子对接技术探讨化橘红治疗酒精性肝损伤的潜在作用机制[J]. 现代药物与临床, 2023, 38(2): 300-307.

[226] 吴仪洛. 本草从新[M]. 朱建平, 吴文清, 点校. 北京: 中医古籍出版社, 2001.

[227] 吴震方. 岭南杂记[M]. 北京: 中华书局, 1985.

[228] 伍柏坚, 陈康, 林励, 等. 毛橘红传统产地加工工艺的探讨及优化[J]. 广州中医药大学学报, 2014, 31(2): 280-283.

[229]《现代汉语大词典》编委会. 现代汉语大词典[M]. 上海: 汉语大词典出版社, 2000.

[230] 肖凤霞, 邓超明, 邓少东. 毛橘红总黄酮对酒精性肝损伤大鼠的保肝作用[J]. 现代中药研究与实践, 2012, 26(3): 42-45.

[231] 肖培根. 新编中药志[M]. 北京: 化学工业出版社, 2002.

[232] 肖维强, 张超洪, 黄炳雄, 等. 化橘红HPLC指纹图谱的建立[J]. 食品科学, 2010, 31(22): 318-321.

[233] 肖维强, 张超洪, 谢路斯, 等. 化橘红中香豆素类物质的高效液相色谱法测定[J]. 食品科学, 2009, 30(24): 320-323.

[234] 肖耀军. 关于橘红与化橘红的鉴别及合理使用 [J]. 北京中医药, 2012, 31 (10): 772-775.

[235] 谢辉, 陈亚, 雷爱玲, 等. SPE-HPLC-DAD法同时检测柑橘药用资源中黄烷酮类和川陈皮素成分 [J]. 天然产物研究与开发, 2019, 31 (8): 1365-1371.

[236] 谢强, 王志梅, 邬伟魁, 等. 不同采收时期柚果中柚皮苷的含量研究 [J]. 陕西中医, 2013, 34 (9): 1223-1225.

[237] 谢思敏, 陈俊妃, 侯惠婵, 等. 化橘红中展青霉素含量测定方法的建立 [J]. 中国药房, 2022, 33 (23): 2936-2939.

[238] 谢宗万. 中药品种理论与应用 [M]. 北京: 人民卫生出版社, 2008.

[239] 谢春生, 李润唐, 李映志, 等. 化橘红环割效应初步探讨 [J]. 中国园艺文摘, 2010, 26 (10): 34-35.

[240] 熊萧萧, 王鲁峰, 徐晓云, 等. 基于电子舌技术对不同年份的化橘红的识别 [J]. 宁波大学学报 (理工版), 2012, 25 (3): 21-24.

[241] 熊萧萧. 化橘红有效成分分析及年份识别研究 [D]. 武汉: 华中农业大学, 2012.

[242] 熊颖, 李纯, 侯惠婵, 等. QuEChERS-GC-MS/MS测定化橘红65种农药残留 [J]. 中国现代中药, 2021, 23 (6): 1043-1050.

[243] 徐大椿. 神农本草经百种录·附药性切用 [M]. 伍悦, 点校. 北京: 学苑出版社, 2011.

[244] 徐国龙, 陈维华, 张明淮, 等. 常用中药处方名辨义 [M]. 合肥: 安徽科学技术出版社, 1982.

[245] 徐小飞. 化橘红饮片炮制工艺及质量标准研究 [D]. 广州: 广州中医药大学, 2012.

[246] 徐雪荣, 黎思娜, 李映志. 化州橘红茎尖微芽嫁接技术研究 [J]. 热带作物学报, 2013, 34 (7): 1237-1241.

[247] 许慎. 说文解字注 [M]. 段玉裁, 注. 上海: 上海古籍出版社, 1988.

[248] 《续修四库全书》编纂委员会. 续修四库全书 子部·医家类 [M]. 上海: 上海古籍出版社, 2016.

[249] 薛己. 本草约言 [M]. 臧守虎, 杨天真, 杜凤娟, 校注. 北京: 中国中医药出版社, 2015.

[250] 严鸿志. 感证辑要 [M]. 李玉清, 黄娟, 孔长征, 校注. 北京: 中国医药科技出版社, 2011.

[251] 严用和. 严氏济生方 [M]. 刘阳, 校注. 北京: 中国医药科技出版社, 2012.

[252] 颜仁梁，梁永枢，周国洪，等. 化州柚与柚的转录组比较及黄酮生物合成差异表达基因分析[J]. 华南师范大学学报(自然科学版)，2020，52(4)：71-78.

[253] 周苏平，雒有仓，注译. 晏子春秋[M]. 兰州：甘肃民族出版社，1998.

[254] 杨澄，刘历威. 化橘红对糖尿病心肌病心肌细胞TGF-β_1/Smad信号通路的干预作用[J]. 分子影像学杂志，2017，40(2)：170-174.

[255] 杨慧慧，王秀珍. 柚皮苷体外抗肿瘤活性及其机制研究[J]. 广东药学院学报，2016，32(6)：757-761.

[256] 杨俊杰，李平，郝敏，等. 中药材产地加工与炮制一体化的现代研究进展[J]. 中草药，2018，49(20)：4726-4730.

[257] 杨喆茗. 柚皮多糖与黄酮提取工艺及其生物活性研究[D]. 长春：吉林农业大学，2013.

[258] 叶定江，原思通. 中药炮制学辞典[M]. 上海：上海科学技术出版社，2005.

[259] 叶天士. 临证指南医案[M]. 徐灵胎，评. 上海：上海人民出版社，1959.

[260] 叶荫民. 柚*Citrus grandis*(L.) Osbeck种质多样化中心的探讨[J]. 中国南方果树，1997，26(1)：3-5.

[261] 游琼，吴铿，黄海丽，等. 化橘红有效成分柚皮苷对高糖诱导CMECs凋亡的抑制作用[J]. 中国心血管病研究，2014，12(7)：629-632，672.

[262] 游琼，吴铿，涂焰明，等. 柚皮苷调控心肌核因子NF-κB炎症信号通路对糖尿病心肌病大鼠防治作用[J]. 中国免疫学杂志，2013，29(2)：121-124.

[263] 俞根初. 三订通俗伤寒论[M]连建伟，订校. 北京：中医古籍出版社，2002.

[264] 喻昌. 医门法律[M]. 赵俊峰，点校. 北京：中医古籍出版社，2002.

[265] 余国禧. 橘红梨膏质量标准研究[J]. 中药材，2003，26(5)：363-365.

[266] 袁崧展，谢锦程，肖梦媛，等. 基于网络药理学结合GEO数据库多芯片联合分析探讨化橘红防治动脉型肺动脉高压的分子作用机制[J]. 现代药物与临床，2023，38(5)：1028-1040.

[267] 袁旭江，林励，陈志霞. 果龄对化橘红化学成分含量的影响[J]. 中药新药与临床药理，2003，14(3)：188-190.

[268] 袁旭江，林励，陈志霞. 化橘红中柚皮苷与野漆树苷的化学成分鉴别[J]. 广州中医药大学学报，2002，19(4)：309-310，313.

[269] 袁旭江，林励，李向明. 毛橘红与光橘红的紫外光谱和薄层色谱指纹图谱研究[J]. 广州中医药大学学报，2003，20(4)：305-307.

[270] 袁旭江，林励. 果龄对化橘红中亲脂性成分GC/MS研究［J］. 广东药学院学报，2004，20（2）：99–101.

[271] 袁旭江，林励. 化橘红中野漆树苷的含量测定［J］. 中草药，2003，34（8）：764–765.

[272] 曾庆钱，蔡岳文，王玉生，等. 化橘红果实发育特性和生理落果动态分析［J］. 时珍国医国药，2009，20（4）：804–805.

[273] 张贵君. 现代中药材商品通鉴［M］. 北京：中国中医药出版社，2001.

[274] 张家辉. 化橘红柚皮苷调控Nrf2/HO–1及JAK2/STAT3信号通路保护脑缺血再灌注损伤的机制研究［D］. 南京：南京中医药大学，2017.

[275] 张金聚，张英，孟江，等. 阿胶历史沿革考［J］. 中国中药杂志，2020，45（10）：2464–2472.

[276] 张璐. 本经逢原［M］. 赵小青，裴晓峰，校注. 北京：中国中医药出版社，1996.

[277] 张璐. 张氏医通［M］. 李静芳，建一，校注. 北京：中国中医药出版社，1995.

[278] 张立坚，蔡春，王秀季. 橘红珠挥发油化学成分的分析［J］. 时珍国医国药，2006，17（5）：747–748.

[279] 张秋玲，伍柏坚，黄晓丹，等. 化州柚入药部位的探讨［J］. 中国现代中药，2016，18（5）：583–587.

[280] 张秋镇，赵红英，林励，等. 不同栽培品种化州柚质量的研究［J］. 安徽农业科学，2011，39（18）：10790–10792，10815.

[281] 张时彻. 摄生众妙方［M］. 张树生，点校. 北京：中医古籍出版社，1994.

[282] 张淑霞，张雪涟，卢珊，等. 柚皮苷对酒精诱导急性肝损伤的保护作用［J］. 中国实验方剂学杂志，2023，29（1）：61–66.

[283] 张太平，彭少麟，王峥峰，等. 柚类品种遗传相互关系的RAPD标记研究［J］. 热带亚热带植物学报，2001，9（4）：322–328.

[284] 张太平，彭少麟，王峥峰，等. 柚类种质资源研究与保护概况［J］. 生态科学，2001，20（3）：8–13.

[285] 张伟东，徐阳，郑路，等. 柚皮苷对DSS诱导结肠炎小鼠肠道菌群的影响［J］. 实验动物科学，2021，38（6）：5–10.

[286] 张秀明，陈志霞，林励. 毛橘红与光橘红的化痰及抗炎作用比较研究［J］. 中药材，2004，27（2）：122–123.

[287] 张旭倩，肖凤霞，邓少东，等. 不同来源和品种化橘红果实中肌醇含量比较

[J]. 中国实验方剂学杂志, 2013, 19(2): 55-57.

[288] 张依欣. 姜汁制香薷特色炮制机理研究[D]. 南昌: 江西中医药大学, 2019.

[289] 张聿青. 张聿青医案[M]. 上海: 上海科学技术出版社, 1963.

[290] 张仲景. 金匮要略[M]. 张家礼, 主编. 北京: 中国中医药出版社, 2004.

[291] 章穆. 调疾饮食辨·信验方·第一册[M]. 故宫博物院, 编. 海口: 海南出版社, 2000.

[292] 章穆. 调疾饮食辩[M]. 北京: 中医古籍出版社, 1987.

[293] 赵红英, 文海涛, 林励, 等. 化州柚不同栽培品种总黄酮及柚皮苷含量的比较研究[J]. 中药新药与临床药理, 2010, 21(2): 183-186.

[294] 赵俊生, 杨晓燕, 曾祥有, 等. 利用SNP分子标记分析化橘红种质资源[J]. 分子植物育种, 2016, 14(5): 1203-1211.

[295] 赵学敏. 本草纲目拾遗[M]. 北京: 中国中医药出版社, 1998.

[296] 赵雪梅, 叶兴乾, 席屿芳, 等. 胡柚皮中的化学成分研究(I)[J]. 中国中药杂志, 2003, 28(3): 237-239.

[297] 郑洪.《增补食物本草备考》校注与研究[M]. 北京: 人民卫生出版社, 2016.

[298] 郑龙, 杨春亮, 曾少东. 超高效液相色谱串联质谱测定化橘红中阿维菌素等4种农药残留的分析方法[J]. 广东农业科学, 2014, 41(23): 102-105.

[299] 中国药学会上海分会, 上海市药材公司. 药材资料汇编[M]. 上海: 上海科学技术出版社, 1959.

[300] 中华人民共和国卫生部药政管理局. 中药材手册[M]. 北京: 人民卫生出版社, 1959.

[301] 中华中医药学会. 道地药材 第100部分: 化橘红: T/CACM 1020. 100—2019[S]. 北京: 中华中医药学会, 2019.

[302] 中华中医药学会. 中药材商品规格等级 化橘红: T/CACM 1021. 65—2018[S]. 北京: 中华中医药学会, 2018.

[303] 钟楚楚, 吴孟华, 余品皓, 等. 橘红与化橘红采制、炮制及功效的古今演变探析[J]. 中国中药杂志, 2021, 46(18): 4865-4874.

[304] 钟广智, 谭俊青, 陈昭. UHPLC-MS法同时测定化橘红中三个黄酮类成分[J]. 海峡药学, 2020, 32(7): 52-55.

[305] 周伟明, 刘浩, 王玲, 等. 基于近红外与主成分分析化橘红的快速无损鉴别[J]. 海峡药学, 2020, 32(11): 55-58.

[306] 周伟明, 刘浩, 郑海. 基于HS-SPME-GC-MS快速分析毛橘红和光橘红挥

发性成分[J]. 黑龙江医药, 2022, 35(4): 745-747.

[307] 周伟明, 郑海, 莫小路, 等. HS-SPME-GC-MS指纹图谱和ATR-FTIR结合化学计量学的化橘红鉴别研究[J]. 中药材, 2023, 46(4): 934-939.

[308] 朱橚. 普济方[M]. 北京: 人民卫生出版社, 1959.

[309] 朱震亨. 丹溪心法[M]. 鲁兆麟, 主校. 沈阳: 辽宁科学技术出版社, 1997.

[310] 左季云. 伤寒论类方汇参[M]. 北京: 人民卫生出版社, 2012.

[311] AROUI S, NAJLAOUI F, CHTOUROU Y, et al. Naringin inhibits the invasion and migration of human glioblastoma cell via downregulation of MMP-2 and MMP-9 expression and inactivation of p38 signaling pathway[J].Tumour Biology, 2016, 37(3): 3831-3839.

[312] CHEN C Y, NIE Z P, WAN C P, et al. Suppression on postharvest juice sac granulation and cell wall modification by chitosan treatment in harvested pummelo (*Citrus grandis* L. Osbeck) stored at room temperature[J]. Food Chemistry, 2021, 336: 127636.

[313] CHEN Y, WU H, NIE Y C, et al. Mucoactive effects of naringin in lipopolysaccharide-induced acute lung injury mice and beagle dogs[J]. Environmental Toxicology and Pharmacology, 2014, 38(1): 279-287.

[314] DENG G H, LIU C, ZHAO J M, et al. *Exocarpium Citri grandis* alleviates the aggravation of NAFLD by mitigating lipid accumulation and iron metabolism disorders[J]. Journal of Ethnopharmacology, 2023, 313: 116559.

[315] DUAN L, GUO L, DOU L L, et al. Comparison of chemical profiling and antioxidant activities of fruits, leaves, branches, and flowers of *Citrus grandis* 'Tomentosa' [J]. Journal of Agricultural and Food Chemistry, 2014, 62(46): 11122-11129.

[316] FAN R Y, XIE Y M, ZHU C Y, et al. Structural elucidation of an acidic polysaccharide from *Citrus grandis* 'Tomentosa' and its anti-proliferative effects on LOVO and SW620 cells[J]. International Journal of Biological Macromolecules, 2019, 138: 511-518.

[317] FAN R Y, ZHU C Y, QIU D Y, et al. Comparison of the bioactive chemical components and antioxidant activities in three tissues of six varieties of *Citrus grandis* 'Tomentosa' fruits[J]. International Journal of Food Properties, 2019, 22(1): 1848-1862.

[318] FAN R Y, ZHU C Y, QIU D Y, et al. Integrated transcriptomic and metabolomic analyses reveal key genes controlling flavonoid biosynthesis in *Citrus grandis* 'Tomentosa' fruits[J]. Plant Physiology & Biochemistry, 2023, 196: 210-221.

[319] FANG J Q, CAO Z L, SONG X X, et al. Rhoifolin alleviates inflammation of acute inflammation animal models and LPS-induced RAW264. 7 cells *via* IKKβ/NF-κB signaling pathway [J]. Inflammation, 2020, 43 (6): 2191-2201.

[320] FANG T Z, WANG Y G, MA Y, et al. A rapid LC/MS/MS quantitation assay for naringin and its two metabolites in rats plasma [J]. Journal of Pharmaceutical and Biomedical Analysis, 2006, 40 (2): 454-459.

[321] HSIU S L, HUANG T Y, HOU Y C, et al. Comparison of metabolic pharmacokinetics of naringin and naringenin in rabbits [J]. Life Sciences, 2002, 70 (13): 1481-1489.

[322] HUANG D, WU P E, CHEN Z J, et al. Ethanol extract of *Citrus grandis* 'Tomentosa' exerts anticancer effects by targeting Skp2/p27 pathway in non-small cell lung cancer [J]. Molecular Nutrition & Food Research, 2023, 67 (18): e2300061.

[323] JIAO H Y, SU W W, LI P B, et al. Therapeutic effects of naringin in a guinea pig model of ovalbumin-induced cough-variant asthma [J]. Pulmonary Pharmacology & Therapeutics, 2015, 33: 59-65.

[324] KONG F S, DING Z D, ZHANG K, et al. Optimization of extraction flavonoids from *Exocarpium Citri grandis* and evaluation its hypoglycemic and hypolipidemic activities [J]. Journal of Ethnopharmacology, 2020, 262: 113178.

[325] KOURKOUMPETIS T, SOOD G. Pathogenesis of alcoholic liver disease: an update [J]. Clinics in Liver Disease, 2019, 23 (1): 71-80.

[326] LI P L, LIU M H, HU J H, et al. Systematic chemical profiling of *Citrus grandis* 'Tomentosa' by ultra-fast liquid chromatography/diode-array detector/quadrupole time-of-flight tandem mass spectrometry [J]. Journal of Pharmaceutical and Biomedical Analysis, 2014, 90: 167-179.

[327] LIU G X, LI S Y, ZHANG N, et al. Sequential grade evaluation method exploration of *Exocarpium Citri grandis* (Huajuhong) decoction pieces based on "network prediction →grading quantization → efficacy validation" [J]. Journal of Ethnopharmacology, 2022, 291: 115149.

[328] LIU M H, YANG C P, ZOU W, et al. Toxicokinetics of naringin, a putative antitussive, after 184-day repeated oral administration in rats [J]. Environmental Toxicology and Pharmacology, 2011, 31 (3): 485-489.

[329] LIU M H, ZOU W, YANG C P, et al. Metabolism and excretion studies of oral administered naringin, a putative antitussive, in rats and dogs [J]. Biopharmaceutics &

Drug Disposition, 2012, 33(3): 123–134.

[330] LUO D Y, HUANG Z Q, JIA G, et al. Naringin mitigates LPS–induced intestinal barrier injury in mice[J]. Food & Function, 2023, 14(3): 1617–1626.

[331] LUO Y L, LI P B, ZHANG C C, et al. Effects of four antitussives on airway neurogenic inflammation in a guinea pig model of chronic cough induced by cigarette smoke exposure[J]. Inflammation Research, 2013, 62(12): 1053–1061.

[332] LUO Y L, ZHANG C C, LI P B, et al. Naringin attenuates enhanced cough, airway hyperresponsiveness and airway inflammation in a guinea pig model of chronic bronchitis induced by cigarette smoke[J]. International Immunopharmacology, 2012, 13(3): 301–307.

[333] MAI B Y, HAN L, ZHONG J R, et al. Rhoifolin alleviates alcoholic liver disease *in vivo* and *in vitro via* inhibition of the TLR4/NF–κB signaling pathway[J]. Frontiers in Pharmacology, 2022, 13: 878898.

[334] PENG Y, HU M J, LU Q, et al. Flavonoids derived from *Exocarpium Citri grandis* inhibit LPS–induced inflammatory response *via* suppressing MAPK and NF–κB signalling pathways[J]. Food and Agricultural Immunology, 2019, 30(1): 564–580.

[335] RAASMAJA A, LECKLIN A, LI M X, et al. A water–alcohol extract of *Citrus grandis* whole fruits has beneficial metabolic effects in the obese Zucker rats fed with high fat/high cholesterol diet[J]. Food Chemistry, 2013, 138(2–3): 1392–1399.

[336] SILBERBERG M, GIL–LZQUIERDO A, COMBARET L, et al. Flavanone metabolism in healthy and tumor–bearing rats[J]. Biomedicine & Pharmacotherapy, 2006, 60(9): 529–535.

[337] SU C, WONG K L, BUT P P H, et al. Molecular authentication of the Chinese herb huajuhong and related medicinal material by DNA sequencing and ISSR markers[J]. Journal of Food and Drug Analysis, 2020, 18(3): 161–170.

[338] SU W W, WANG Y G, FANG T Z, et al. Uses of naringenin, naringin and salts thereof as expectorants in the treatment of cough, and compositions thereof: EP1591123A1[P]. 2009–08–19.

[339] SWINGLE W T, REECE P C. The botany of *Citrus* and its wild relatives[M]// WALTER R. The citrus industry vol. 1. Berkeley: University of California Press, 1967.

[340] TAN T W, CHOU Y E, YANG W H, et al. Naringin suppress chondrosarcoma migration through inhibition vascular adhesion molecule–1 expression by modulating miR–126[J]. International Immunopharmacology, 2014, 22(1): 107–114.

[341] TIAN Y Z, FAN R Y, ZENG J W. Comprehensive analysis of jumonji domain C family from *Citrus grandis* and expression profilings in the exocarps of "Huajuhong" (*Citrus grandis* "Tomentosa") during various development stages [J]. Horticulturae, 2021, 7 (12): 592.

[342] TIAN Y Z, ZENG J W, FAN R Y. Comprehensive analysis of N6-methyladenosine regulatory genes from *Citrus grandis* and expression profilings in the fruits of "Huajuhong" (*C. grandis* "Tomentosa") during various development stages [J]. Horticulturae, 2022, 8 (5): 462.

[343] XIA H Q, GU T T, FAN R Y, et al. Comparative investigation of bioflavonoid electrocatalysis in 1D, 2D, and 3D carbon nanomaterials for simultaneous detection of naringin and hesperidin in fruits [J]. RSC Advances, 2022, 12 (11): 6409-6415.

[344] XIA H Q, QIU D Y, CHEN W B, et al. *In situ* formed and fully integrated laser-induced graphene electrochemical chips for rapid and simultaneous determination of bioflavonoids in *citrus* fruits [J]. Microchemical Journal, 2023, 188: 108474.

[345] XIAN L, SAHU S K, HUANG L Y, et al. The draft genome and multi-omics analyses reveal new insights into geo-herbalism properties of *Citrus grandis* 'Tomentosa' [J]. Plant Science, 2022, 325: 111489.

[346] YOSHINAGA A, KAJIYA N, OISHI K, et al. NEU3 inhibitory effect of naringin suppresses cancer cell growth by attenuation of EGFR signaling through GM3 Ganglioside accumulation [J]. European Journal of Pharmacology, 2016, 782: 21-29.

[347] YU F Q, XU X Y, LIN S, et al. Integrated metabolomics and transcriptomics reveal flavonoids glycosylation difference in two *Citrus* peels [J]. Scientia Horticulturae, 2022, 292: 110623.

[348] YU R Y, GU Y P, ZHENG L Y, et al. Naringenin prevents NAFLD in the diet-induced C57BL/6J obesity model by regulating the intestinal barrier function and microbiota [J]. Journal of Functional Foods, 2023, 105: 105578.

[349] YU X X, LIU Q D, WU J W, et al. Simultaneous determination of four major constituents in *Citri grandis* Exocarpium by HPLC-DAD [J]. Acta Chromatographica, 2016, 28 (1): 129-143.

[350] YU X X, LIU Q D, XIE Z S, et al. Chromatographic fingerprint analysis of Exocarpium *Citri grandis* by high-performance liquid chromatography coupled with diode-array detector [J]. Food Analytical methods, 2015, 8 (7): 1868-1875.

[351] ZENG X, SU W W, ZHENG Y Y, et al. UFLC-Q-TOF-MS/MS-based

screening and identification of flavonoids and derived metabolites in human urine after oral administration of Exocarpium *Citri grandis* extract [J]. Molecules, 2018, 23 (4): 895.

[352] ZHANG S, LI J J, SHI X Y, et al. Naringenin activates beige adipocyte browning in high fat diet-fed C57BL/6 mice by shaping the gut microbiota [J]. Food & Function, 2022, 13 (19): 9918-9930.

[353] ZHONG C C, WU Y T, CAO C H, et al. Analytical strategies to identify multicomponent quality markers for commercial Hua-ju-hong using multidimensional chemical analysis [J]. Journal of Separation Science, 2024, 47 (11): e2400127.

[354] ZHOU W, DONG M, WU H, et al. Common mechanism of *Citrus grandis Exocarpium* in treatment of chronic obstructive pulmonary disease and lung cancer [J]. Chinese Herbal medicines, 2021, 13 (4): 525-533.

[355] ZHU Z T, WU H, SU W W, et al. Effects of total flavonoids from *Exocarpium Citri grandis* on air pollution particle-induced pulmonary inflammation and oxidative stress in mice [J]. Journal of Food Science, 2019, 84 (12): 3843-3849.